Jörg Schiemann

Gesundheit im Griff
mit Apps und smarten Geräten

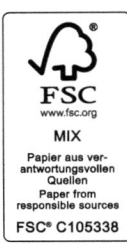

Bibliografische Information der Deutschen Nationalbibliothek:

Die Deutsche Nationalbibliothek verzeichnet diese Publikation in der Deutschen Nationalbibliografie; detaillierte bibliografische Daten sind im Internet über http://dnb.d-nb.de abrufbar.

Herstellung und Verlag:
BoD – Books on Demand, Norderstedt.

ISBN: 978-3-7528-2413-1

Liebe Leserin, lieber Leser,

„Es gibt keine gesunden Menschen, nur schlecht untersuchte." Dieses Zitat begegnet mir in letzter Zeit immer öfter und – trotz der durchaus rasanten Fortschritte in der Medizin – empfinde ich es als sehr zutreffend. Im Gegenteil, mit einer immer höheren Lebenserwartung in unseren Breiten lässt es sich kaum vermeiden, dass die Anzahl an Krankheiten zunimmt, entdeckte ebenso wie unentdeckte.

Doch dank der Digitalisierung mit all ihren Entwicklungen und Möglichkeiten wird es immer einfacher, unabhängig von Ärzten und medizinischem Personal, unsere Gesundheit, unseren Lebensstil und sogenannte Vitalfunktionen wie beispielsweise Blutdruck, Puls oder Körpertemperatur zu beobachten.

Als Ergebnis von Millionengeldern, die in Start-ups der sogenannten Digital Health Szene investiert werden, gibt es bereits heute hunderttausende Apps und eine unüberschaubare Anzahl an smarten Geräten für die Gesundheit. Beinahe täglich entstehen neue Produkte, werden zusätzliche Funktionen bei bestehenden Produkten ergänzt. In der Szene ist ein Rennen nach dem großen Wurf entbrannt und der Fokus liegt auf der Schnelligkeit der Entwicklung von Neuem. Das führt dazu, dass sich neben sinnvollen Hilfsmitteln auch viele unausgereifte Apps und Geräte auf dem Markt befinden. Dies können hilfreiche Zwischenversionen auf dem Weg der Weiterentwicklung von seriösen Firmen sein, aber auch Produkte von weniger seriösen Unternehmen, die das schnelle Geld mit dem Verbraucher wittern.

Was ist das heute schon sinnvoll Machbare und Nutzbare? Genau diese Frage wird das vorliegende Buch anschaulich und mit konkreten Beispielen (größtenteils aus meinem persönlichen Alltag) beantworten. Sie werden Handy-Apps und Geräte kennenlernen, die mir helfen, meine Gesundheit im Griff zu behalten, die mich frühzeitig auf Veränderungen hinweisen und mich unterstützen, fundierte Daten als Grundlage zum Gespräch mit meinem Arzt mitzunehmen.

Auch wenn vieles aus der Perspektive als chronisch kranker Mensch beschrieben ist, so sind die Beispiele und Erläuterungen jedoch nicht auf eine oder mehrere Krankheiten beschränkt, sondern können allgemein jedem zur Unterstützung dienen, der sich mit seiner Gesundheit auseinandersetzen und Verantwortung übernehmen möchte. Denn, so eine der wesentlichen Erkenntnisse eines Artikels der amerikanischen Zeitschrift „Health Affairs" aus dem Jahr 2013: „Es liegen immer mehr Forschungsergebnisse vor, die belegen, dass es engagierten Patienten besser geht ..."[1]. Und dieses Engagement sollte man nicht erst mit dem Eintreten einer Krankheit zeigen.

Lassen Sie sich von diesem Buch inspirieren – identifizieren und nutzen Sie den Mehrwert, den Ihnen die Apps und smarten Geräte für Ihre Gesundheit bieten können. Ich wünsche Ihnen viel Erfolg dabei und dass Sie sich immer bester Gesundheit erfreuen!

Ihr
Jörg Schiemann

Einleitung   9

I.   Handy-Apps   13

   I.1 Lebensrettende Informationen für den Notfall   13

   I.2 Unterstützung rund um Medikamente – Apotheken-Apps   23

   I.3 Papierlose Abrechnung – Krankenkassen-Apps   31

   I.4 Sicherheit bei der Medikamenten-Einnahme – Medikamenten-Apps   39

II. Smarte Geräte als Gesundheitshelfer   47

   II.1 Smarte Gesundheitshelfer   47

   II.2 WLAN oder Bluetooth - Technologien zur Speicherung in der Cloud   49

   II.3 … für das Gewicht   53

   II.4 … für den Blutdruck   59

   II.5 … für die Bewegung   69

   II.6 … für die Körpertemperatur   87

   II.7 … für die Zahnreinigung   95

III. Den ganzen Mensch im Blick - die Patientenakte   99

   III.1 Motivation für eine Sammelstelle aller Gesundheitsinformationen   99

   III.2 Die elektronische Patientenakte   103

   III.3 Apple Health als zentrale Sammelstelle   105

   III.4 Nutzung von MyTherapy als Patientenakte   111

   III.5 Ausblick   121

IV. Austausch von Betroffenen - Patientenplattformen   123

   IV.1 Patientenplattformen   123

   IV.2 PatientsLikeMe   125

V. Meine Musterlösung - was ich benutze und was nicht   131

VI. Über den Autor   135

   VI.1 Meine persönliche Geschichte   135

   VI.2. Meine Motivation zur Nutzung von smarten Gesundheitshelfer   139

Literaturverzeichnis   143

Einleitung

Dieses Buch soll die Möglichkeiten erklären und Vorteile verdeutlichen, die von uns Nutzern und Konsumenten heute schon mit den sich am Markt befindlichen smarten Gesundheitshelfern realisiert werden können.

Als smarte Gesundheitshelfer werden dabei elektronische Geräte, Software-Programme und Apps verstanden, die Daten - die sich auf den Körper und auf die Gesundheit beziehen - erfassen, speichern und dem Nutzer digital und online zur Verfügung stellen.

Smart werden diese Gesundheitshelfer, wenn sie nicht nur gemessene Daten direkt als Ergebnis in ihrem Display anzeigen, sondern die Ergebnisse speichern, Auswertungen durch diese Speicherung ermöglichen und dadurch insbesondere Daten im Zeitverlauf darstellen können. Durch die intelligente Nutzung der so zur Verfügung stehenden Informationen über die eigene Gesundheit entsteht ein Mehrwert für den Nutzer, der über die originäre Funktion des Gerätes, den Messvorgang selber, hinausgeht.

Das Buch besteht aus sechs Abschnitten. Der erste Abschnitt enthält die Beschreibung hilfreicher Apps, die rein auf dem Handy verwendet werden können. Im zweiten Abschnitt geht es um smarte physische Geräte, wie Waagen oder Blutdruckmessgeräte, die Daten liefern, die auf dem Handy oder über das Handy in Cloud-Plattformen gespeichert und über Apps abrufbar sind.

Von der Zusammenführung verschiedener dieser Daten an einer Stelle quasi in Form einer einfachen Patientenakte handelt der dritte Abschnitt. Der vierte Abschnitt schließlich beleuchtet die Möglichkeit der Kommunikation von Patienten untereinander mit Hilfe von Patientenplattformen.

Abschließend beschreibe ich in Abschnitt fünf meine konkrete Lösung (Meine Musterlösung), das heißt, ich gebe einen Einblick in die Apps und smarten Geräte, die ich für meine Gesundheit regelmäßig benutze und erzähle im letzten Abschnitt dann etwas über mich und meine Motivation.

Die Kapitel der ersten beiden Abschnitte, die sich mit Apps und Geräten beschäftigen, beginnen jeweils mit einer Übersicht über die Nutzungsmöglichkeiten und enthalten eine Bewertung der dadurch entstehenden Lösungsansätze. Dies wird ergänzt um Erfahrungen, die ich in meiner Benutzung, meinen Versuchen und Tests dazu gemacht habe sowie einer Einordnung des Nutzens.

Damit es aber nicht nur bei der Theorie bleibt, sondern der Leser ein praktisches Verständnis erlangt, wird jedes Kapitel um die Beschreibung eines konkreten Anwendungsfalls mit Fotos und Screenshots ergänzt. Dieses sind dann Darstellungen, die ich in meinem täglichen Umgang mit den smarten Gesundheitshelfern erstellt habe.

Die in diesem Buch zur Veranschaulichung verwendeten Apps und Geräte sind dabei beispielhaft zu verstehen. Sie lesen zum Beispiel in <u>Kapitel II.3 „Smarte Geräte als Gesundheitshelfer für das Gewicht"</u>, dass ich mich mit einer smarten Waage wiege und den Verlauf des Gewichts über die Zeit beobachte. Zur Veranschaulichung gibt es dazu eine ausführliche Beschreibung mit Screenshots, die von der konkreten Waage, die ich benutze, aufgenommen worden sind. Genauso gut können Sie dafür aber natürlich auch eine andere smarte Waage verwenden.

Auf meiner Webseite <u>www.meine-gesundheitshelfer.online</u> veröffentliche ich neben Produktübersichten laufend Tipps, Anleitungen, Testergebnisse und Informationen zu neuen Entwicklungen für die verschiedenen Arten von smarten Gesundheitshelfern.

Am Ende der Kapitel dieses Buchs – sowie teilweise im Text – habe ich deshalb jeweils Links zu weiteren Artikeln und Anleitungen, direkt zu den verwendeten Geräten oder auf Übersichtsseiten der jeweiligen Produktkategorien auf dieser Webseite ergänzt. Sie erkennen die Links durch die Unterstreichung von dem entsprechenden Text.

Taschenbuch-Leser finden alle Links auf der Webseite <u>www.meine-gesundheitshelfer.online / gig-links</u> übersichtlich nach Kapiteln aufgezählt.

Dabei ist es wichtig zu wissen, dass ich in diesem Buch und auf meiner Webseite unabhängig von Herstellern berichte. Es existiert kein Sponsoring und ich bekomme keinerlei finanzielle Unterstützung durch die erwähnten Unternehmen!

RECHTLICHE HINWEISE, RISIKEN

Smarte Gesundheitshelfer ersetzen keinen Arzt, geben keine Diagnose oder sprechen Behandlungsempfehlungen aus. Die Apps und smarten Geräte aus diesem Buch und von meiner Webseite können helfen, sich zu informieren und mit medizinischem Fachpersonal zu den jeweiligen Anwendungsgebieten in die Diskussion zu gehen.

Als Autor übernehme ich daher keine Haftung; die Anwendung der in diesem Buch enthaltenen Apps und Geräte liegt in der Verantwortung des Nutzers.

I. Handy-Apps

I.1 Lebensrettende Informationen für den Notfall

Der Notfallpass auf dem Apple iPhone

Eine wichtige und sehr hilfreiche Funktion bietet das iPhone von Apple mit dem sogenannten Notfallpass (Teil der Apples Health App), der seit der Version 8 fest zum Betriebssystem iOS gehört und auf jedem Gerät bereits vorinstalliert ist.

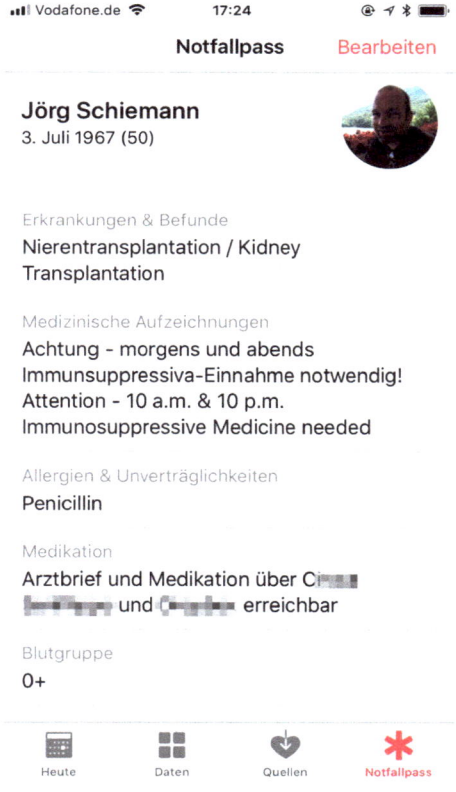

Bild 1.1: Notfallpass beim Apple iPhone

Hiermit können auch bei gesperrtem Handy, zum Beispiel bei Bewusstlosigkeit, fremde Personen wichtige Informationen zur Gesundheit des Handybesitzers ansehen. So können Blutgruppe, Allergien, chronische Krankheiten oder beispielsweise die Notwendigkeit regelmäßiger Medikamenten-Einnahmen hinterlegt werden, damit eine korrekte Versorgung im Notfall gesichert ist.

Aktuell (Stand: Mai 2018) können die folgenden Informationen im Notfallpass des iPhones eingegeben und hinterlegt werden (siehe auch Bild 1.1):

- Name, Foto (zur Identifikation des Handynutzers hilfreich), Geburtsdatum
- Erkrankungen und Befunde
- Medizinische Aufzeichnungen
- Allergien und Unverträglichkeiten
- Medikation
- Blutgruppe
- Gewicht und Größe
- Notfallkontakt mit automatisch aktualisierter Telefonnummer aus den im Adressbuch des iPhones gespeicherten Kontakten

Achtung: erst über einen Schieberegler ganz oben auf dem Bildschirm der Notfallinformationen im „Bearbeiten"-Modus wird definiert, dass die Informationen überhaupt auf dem gesperrten Handy angezeigt werden können, siehe Bild 1.2. Dies muss explizit vom Nutzer eingegeben beziehungsweise bestätigt werden, da sonst nur die Personen, die das Handy ohnehin entsperren können (also die PIN kennen), diese Daten einsehen können. Und das sind nicht Ersthelfer oder Sanitäter, wodurch im Notfall wertvolle Zeit ungenutzt verstreichen kann.

Die eingegeben Daten werden übrigens nicht automatisch in der iCloud von Apple, sondern nur verschlüsselt und direkt auf dem iPhone gespeichert. Apple priorisiert die Datensicherheit im Gesundheitsbereich hoch und so werden diese Daten weder automatisch über das Internet übertragen noch auf der Cloud-Plattform gespeichert. Ein Datenverlust an fremde Personen ist damit nur mittels direktem Zugriff auf das Handy möglich.

Allerdings kann der Nutzer bei der Synchronisation seines Gerätes in iTunes von sich aus ein verschlüsseltes Backup der Daten in der iCloud aktivieren. Dann werden die Daten sowohl verschlüsselt in die iCloud übertragen als auch dort verschlüsselt abgelegt.

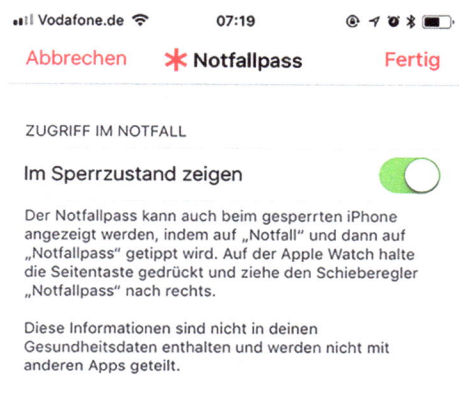

Bild 1.2: Schieberegler zur Informationsfreigabe

Auch Zugriffe von anderen Apps auf diese Notfallinformationen sind nicht automatisch freigeschaltet, sondern müssen vom Nutzer explizit freigegeben werden. Drittanbietern, die Zugriff von und für ihre Apps auf diese Daten haben wollen, müssen Apple dazu eine sogenannte Datenschutzstrategie vorlegen. Allerdings sollte man sich als Nutzer nicht blind auf die Prüfung durch Apple verlassen, sondern die Informationen zum Datenschutz und die Nutzungsbedingungen der verwendeten Apps von Drittanbietern unbedingt vor einer Freigabe lesen, um zu wissen, worauf man sich einlässt und welche Vertraulichkeit gegeben ist beziehungsweise zugesichert wird.

Eingabe von Daten in den Notfallpass

Der Notfallpass ist Teil der „Apple Health" App, über die auch die Daten eingegeben werden. Nach dem Starten der App findet man am unteren Bildschirmrand das Menü und ganz rechts den Eintrag „Notfallpass", mit dem man zu den Notfallinformationen und der Eingabemaske kommt.

Die in der App enthaltenen Felder für die Notfallinformationen sind einfache Textfelder, in die die Daten per Hand eingetippt werden müssen. Dies erfolgt ohne Prüfung auf die eingegebenen Inhalte. Wenn Sie dabei wie ich umfangreiche Informationen hinterlegen wollen, zum Beispiel eine ausführliche Medikamentenliste oder Arztbriefe, so gibt es dazu zwei verschiedene Wege:

1. Sie können die ganzen Daten aus Ihren Unterlagen in die App abtippen, was zeitaufwändig ist und insbesondere bei jeder Änderung dann immer in den Textfeldern des Notfallpasses von Hand aktualisiert werden muss. Dieses

Vorgehen beinhaltet das Risiko, dass Informationen im Notfallpass veralten und nicht mehr stimmen, weil man vergisst, Aktualisierungen manuell ins Handy einzugeben.

2. Alternativ, so mache ich es, kann statt konkreter Daten in den Notfallpass ein Hinweis eingegeben werden, der auf Cloud-Dateien an anderer Stelle verweist, die dann die umfangreichen Informationen enthalten. Auf diesem Weg können Sie in einem Cloud-Speicher ihre umfangreichen Dokumente wie beispielsweise den jeweils aktuellen Arztbrief eingescannt hinterlegen. Bei Änderungen und Aktualisierungen muss dann nur noch das entsprechende Dokument in diesem Cloud-Verzeichnis ausgetauscht werden. Der Hinweis auf den Ablageort der eingescannten Informationen, also der Verweis auf das Cloud-Verzeichnis, kann dann unverändert und ohne zu veralten im Notfallpass stehen bleiben.

Das Thema Datensicherheit ist allerdings bei dieser Lösung zu beachten. Entweder werden die Informationen in einem Cloud-Speicher öffentlich gespeichert und potenziell jeder hat Zugriff auf Ihre Daten, sofern er den Dateipfad zum Cloud-Speicher kennt. Oder Sie teilen die Daten zumindest mit einer Person, wie ich meine Frau für den Zugriff freigegeben und berechtigt habe. Dann allerdings kann ein Arzt oder Ersthelfer nicht unmittelbar selber diese Daten einsehen, sondern muss die für diese Daten berechtigte Person, deren Namen dann ebenfalls im Notfallpass zur Kontaktaufnahme hinterlegt sein muss, erst einmal kontaktieren und erreichen, um an die so gespeicherten Informationen zu kommen.

Dringende Informationen, die Ersthelfer schnellstmöglich benötigen, können trotzdem zusätzlich per Text direkt in den Notfallpass – im Zweifelsfall auch redundant zu den in der Cloud gespeicherten Informationen – eingegeben werden.

Eine umfangreiche Texteingabe in die App entfällt aber zumindest bei diesem Weg und vereinfacht die Handhabung und Aktualisierung der Daten. Wie ich das für mich gelöst habe, ist übrigens auf meiner Webseite im Artikel "Einrichtung einer zentralen Ablage für den Medikationsplan" erklärt.

Zur Ansicht des Notfallpasses bei gesperrtem Handy muss der Homebutton des iPhones gedrückt werden – das funktioniert beim Besitzer des Handys selber allerdings nur mit einem Finger, der nicht zur automatischen Entriegelung des iPhones gespeichert ist. Dann erscheint unter der anschließend angezeigten Zahlentastatur für die Codeeingabe zur Entriegelung unten links der Eintrag

„Notfall", über den man auf dem nächsten Bildschirm ebenfalls unten links die Anzeige „Notfallpass" bekommt.

Übrigens können seit Herbst 2016 (Erscheinungsdatum der Betriebssystem-Version watchOS 3) die Informationen des Notfallpasses auch auf der Apple Watch angezeigt werden, siehe Bild 1.3 und den Bericht "Notfallpass auf der Armbanduhr" auf www.meine-Gesundheitshelfer.online. Es ist lediglich die untere breite Taste auf der Apple Watch lange genug zu drücken und in der darauffolgenden Auswahl kann zwischen „Notruf", „Ausschalten der Watch" und der „Anzeige des Notfallpass" ausgewählt werden.

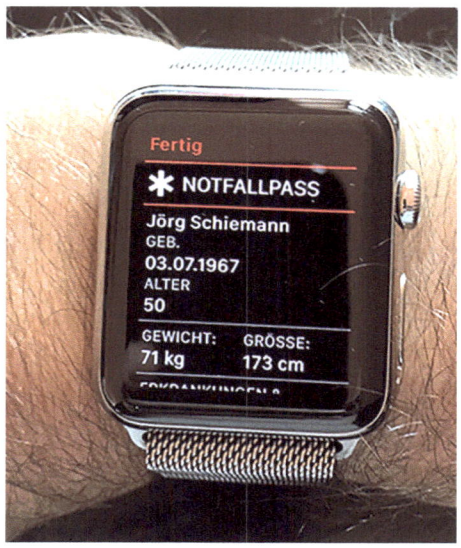

Bild 1.3: Notfallpass auf der Apple Watch

Notfallinformationen bei Android-Handys

Auch bei Handys, die mit dem Betriebssystem Android laufen, können medizinische Notfallinformationen für Ärzte und Ersthelfer eingetragen werden. Allerdings sind die Stellen, an denen die Eingabe erfolgt und der Umfang der Daten abhängig vom verwendeten Handy und der benutzten Betriebssystem-Version.

Ab der Version 7.0 Nougat erfolgt die Eingabe in der App „Einstellungen" im Menü „Benutzer". Hier kann man zum einen weitere Nutzer hinzufügen, die auch bei gesperrtem Handy Zugriff haben (zum Beispiel Ehepartner und Verwandte). Zum anderen kann man den Punkt Notfallinformationen – inklusive der Aktivierung über einen Schieberegler, dass diese Informationen auch auf dem Sperrbildschirm angezeigt werden – aufrufen.

Ähnlich Apple's Notfallinformationen in iOS sind folgende Daten über Textfelder bei den Android-Handys einzugeben:
- Vollständiger Name
- Adresse
- Geburtsdatum
- Blutgruppe
- Allergien
- Medikamente
- Erkrankungen und medizinische Notizen
- Organspende-Hinweise

Weiterhin kann ein zu informierender Notfallkontakt angegeben werden.

Auf meinem Android-Handy, einem Samsung J5, auf dem noch die Android-Version 6.0.1 läuft, werden die Notfallinformationen über das Adressbuch eingegeben. Als Besitzer des Handys sind meine Daten als „eigenes Profil" in der App „Kontakte" gespeichert. Beim Aufruf der Detailinformationen des eigenen Profils wird unter anderem der Bereich „Medizinische Notfallinformationen" angezeigt.

In diesem Fall können folgende Informationen eingegeben werden, siehe Bild 1.4:
- Medizinischer Befund
- Allergien
- Aktuelle Medikation
- Blutgruppe
- Andere (Informationen)

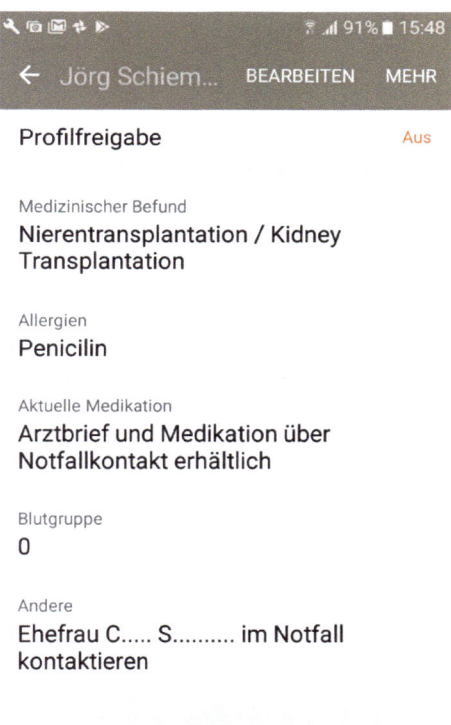

Bild 1.4: Gespeicherte Notfallinformationen unter Android

Ähnlich wie bei Apple funktioniert der Aufruf der Notfallinformationen bei Android. Auf der Maske zum Entsperren des Handys befindet sich der – üblicherweise mit einem Anruf in Verbindung gebrachte – Button „Notruf". Tippt man auf diesen, erscheint die Telefontastatur, mit der man bei gesperrtem Handy einen Notruf tätigen kann. Auf derselben Anzeige erscheint links unten aber auch die Abbildung eines Kopfes mit einem „i", siehe Bild 1.5. Über die Auswahl dieser Abbildung erreicht man dann den Bildschirm mit entsprechend eingegebenen medizinischen Daten des Handybesitzers.

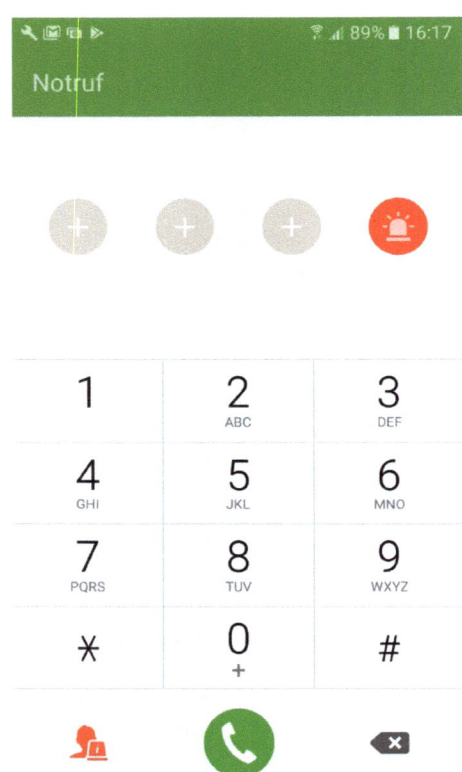

Bild 1.5: Notfallinformationen abrufen unter Android

Nutzen und Fazit

Notfallinformationen sind eine unentbehrliche Hilfe – gerade für Menschen, bei deren Notfallversorgung einiges zu beachten ist. Im ersten Schritt die wichtigsten Informationen direkt in der App zu hinterlegen sollte von jedem gemacht werden. Mit der Möglichkeit beziehungsweise dem Umweg, in einem Cloud-Speicher jeweils den aktuellen Arztbrief und weitere Informationen zu hinterlegen und darauf in den Notfallangaben zu verweisen, bieten sie für mich die Sicherheit, dass auch umfangreichere Gesundheitsdaten schnell und einfach von Ersthelfern eingesehen werden können.

Es bleibt zu hoffen, dass auch Ärzte, Rettungsdienste und Sanitäter sich dieses möglichen Informationskanals bewusst sind und ihn zur Informationsermittlung im Notfall nutzen.

Ausblick

In der Schweiz ist man übrigens schon weiter. Hier gibt es eine Umsetzung zur Speicherung und dem Abruf von Notfallinformationen, die aus meiner Sicht Deutschland als Vorbild dienen kann.

So gibt es im Nachbarland die App „Medical ID", die unter anderem eine sogenannte Emergency ID des Handynutzers beinhaltet. In diese Emergency ID – das ist keine (Identifikations-) Nummer, sondern quasi ein elektronischer Ausweis – können analog dem Notfallpass wichtige Informationen für Ersthelfer, Sanitäter und Ärzte eingetragen werden.

Das Neue ist die technische Umsetzung dahinter, die die Chancen - aus meiner Sicht - deutlich erhöht, dass diese wichtigen Informationen im Notfall auch wirklich gelesen und verwendet werden. So sind in rund 40 Schweizer Spitälern in den Notaufnahmen spezielle Bluetooth Sender eingebaut. Ist auf dem Handy des Nutzers Bluetooth aktiviert und kommt das Handy in die Nähe dieser Sender, dann kann die Emergency ID automatisch auch bei gesperrtem Handy geöffnet und die Notfallinformationen eingesehen werden. Verlässt das Handy die Notaufnahme wieder, dann ist auch die Emergency ID wieder gesperrt.

Alleine aufgrund der technischen Umsetzung beziehungsweise Ausrüstung der Spitäler mit den Bluetooth-Sendern sollte in der Notaufnahme behandelndes Personal sich dieses vielleicht lebensrettenden Informationskanals bewusst sein.

Weitergehende Informationen:
(Links auf www.meine-gesundheitshelfer.online/gig-links)
- Artikel "Einrichtung einer zentralen Ablage für den Medikationsplan"
- Artikel „Notfallpass auf der Armbanduhr"
- Artikel „Medical ID App - die Anleitung"
- Schweizer App „Medical ID" in Apple's iTunes Store
- Schweizer App „Medical ID" im Google Play Store

I.2 Unterstützung rund um Medikamente – Apotheken-Apps

Apotheken-Apps

Vom Herausgeber der Apotheken Umschau, dem Wort & Bild Verlag Konradshöhe, gibt es mit „Apotheke vor Ort" eine – insbesondere für regelmäßige Apotheken-Kunden – sehr hilfreiche App für iOS und Android.

Diese App steht hier exemplarisch für mittlerweile eine ganze Reihe an verschiedenen Apotheken-Apps wie zum Beispiel auch die „ApothekenApp" vom Deutschen Apotheker Verlag, dem „Apothekenfinder" von der Bundesvereinigung Deutscher Apothekerverbände (ABDA), Einkaufs-Apps von Versandapotheken oder zahlreiche Apps von einzelnen Apotheken, die diese für sich selber entwickelt haben.

Dabei setzen die Apps der einzelnen Apotheken in der Regel auf die Funktion von Vorbestellungen, meist erweitert um Zusatzfunktionen wie die Anzeige von Notdienst-Apotheken. Viele dieser Apps basieren auf der im folgenden erklärten App „Apotheke vor Ort" und sind lediglich angepasste beziehungsweise individualisierte Versionen davon.

Apotheke vor Ort

Als wichtigster Punkt vor der Nutzung von „Apotheke vor Ort" wird nach der Installation der App die in der Folge zu verwendende Stammapotheke des Nutzers definiert. Diese Eingabe erfolgt sehr einfach über eine der folgenden vier verschiedenen Möglichkeiten:
- Eingabe der Postleitzahl der Apotheke
- Eingabe des Apotheken-Namens
- Eingabe des Codeschlüssels der Apotheke
- Suche über GPS am aktuellen Ort, an dem man sich beim Aufruf dieser Funktion befindet

Als Ergebnis bekommt man eine Liste von einer oder mehreren auf die eingegebenen Auswahlkriterien passenden Apotheken. Mit der Auswahl der Stammapotheke aus dieser Liste werden dann automatisch Adresse, Öffnungszeiten, Telefonnummer und E-Mail-Adresse der Apotheke hinterlegt, sodass in der Folge jederzeit – ohne Suchen im Internet oder in den Kontakten im Handy – die richtigen Ansprechpartner schnell und einfach kontaktiert werden können.

Die ganzen Daten werden dabei automatisch im Hintergrund in die App eingetragen, ohne dass sich der Nutzer darum kümmern muss. Die App „Apotheke vor Ort" wird bei zukünftigen Aufrufen dann quasi individualisiert als App der Stammapotheke dargestellt, siehe Bild 1.6.

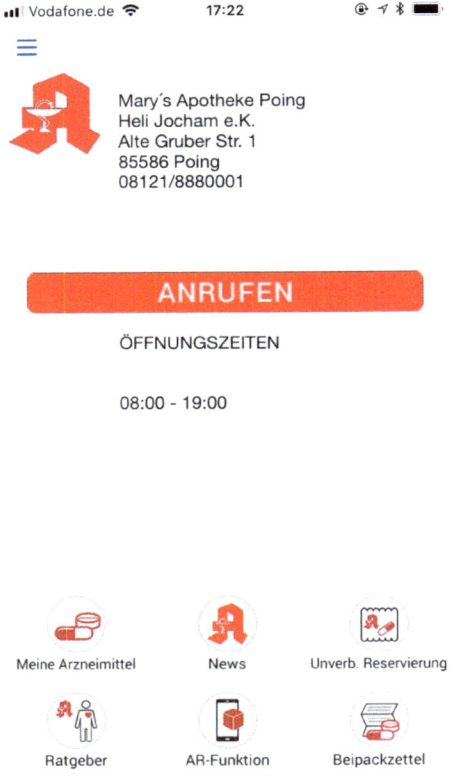

Bild 1.6: Startbildschirm „Apotheke vor Ort"

„Apotheke vor Ort" bietet zahlreiche verschiedene Informationen zu den Themen Medikamente und Krankheiten, wie man im Hauptmenü der App in Bild 1.7 sieht. So gibt es ein Glossar medizinischer Begriffe, Informationen zu Heilpflanzen und Laborwerten (inklusive der Angabe sogenannter Normalwerte) oder in der Rubrik „Ratgeber" Informationen zu zahlreichen Krankheiten und Themen von A wie Akne bis Z wie Zwölffingerdarmgeschwür, wobei mir insbesondere der Umfang und die Vielfalt der Themen in der App gut gefällt.

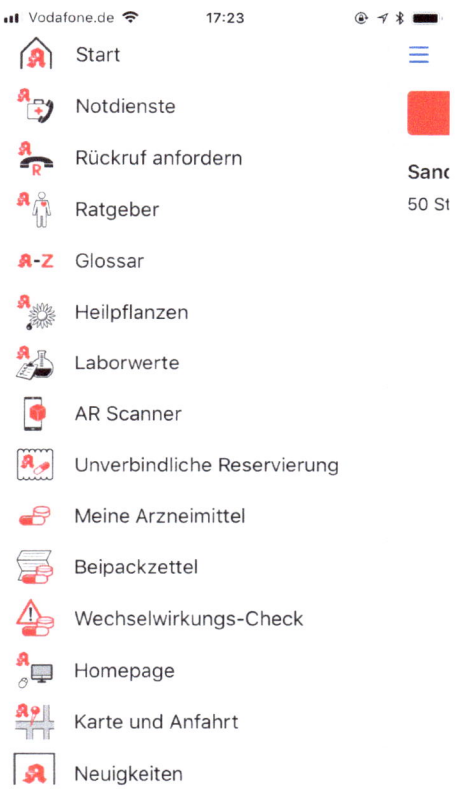

Bild 1.7: Übersichtsmenü App „Apotheke vor Ort"

Über die Postleitzahl oder das vom Handy verwendete GPS können die geöffneten Notdienst-Apotheken in der Umgebung ermittelt werden.

Einen Schwerpunkt in der App bilden natürlich die vielen Informationen rund um Medikamente. So können einzunehmende Medikamente in der App (inklusive eigener Notizen) gespeichert werden und wesentliche Informationen vom Beipackzettel oder zu Wechselwirkungen dieser oder auch anderer frei einzugebender Medikamente nachgelesen werden.

Anwendungsbeispiel: Medikamente vorbestellen

Als jemand, der regelmäßig viele Medikamente einnehmen und somit besorgen muss und bei dem sich von Zeit zu Zeit die Dosierung ändert, Medikamente ausgetauscht werden oder neue hinzukommen, ist in der App die Funktion der „unverbindlichen Reservierung" [von Medikamenten] alleine schon ein überzeugender Nutzungsgrund.

Auf dem Startbildschirm der App „Apotheke vor Ort" sind sechs verschiedene Menüpunkte für den Schnellzugriff mit kleinen Icons dargestellt, siehe Bild 1.6. Dazu gehört in der oberen Reihe ganz rechts der Punkt „Unverb. Reservierung."

Mit der Auswahl dieses Menüpunktes gibt es im nächsten sich öffnenden Fenster zwei Möglichkeiten der Reservierung beziehungsweise Bestellung von Medikamenten. Zum einen wird eine Übersicht über frühere Reservierungen, die man so einfach wiederherstellen und erneut reservieren kann, angezeigt und zum anderen erscheint ganz oben auf dem Bildschirm der Button „Neue unverbindliche Reservierung".

Bei der Auswahl der neuen unverbindlichen Reservierung öffnet sich – wie bei einem Online-Shop – der Warenkorb, der zu Beginn natürlich leer ist.

Er kann nun mit dem Klick auf „Arzneimittel hinzufügen" auf vier verschiedenen Wegen gefüllt werden:
- Aus gespeicherten Arzneimitteln auswählen, was Sie vorbestellen wollen („Aus: Meine Arzneimittel")
- Arzneimittel per Hand eintippen („Arzneimittel eingeben")
- Eine Medikamentenpackung abfotografieren („Packung abfotografieren")
- Ein vom Arzt ausgestelltes Rezept abfotografieren („Rezept abfotografieren")

Am einfachsten funktionieren aus meiner Sicht die beiden letzten Möglichkeiten mit dem Foto des Rezeptes oder der benötigten Arzneimittel-Packung. Bei Auswahl eines dieser beiden Punkte öffnet sich die Handykamera und man kann das Gewünschte bequem und einfach abfotografieren. Das Foto wird angezeigt und man kann auswählen, ob es gut genug zur Benutzung ist oder man glaubt, ein neues Foto machen zu müssen.

Anschließend wird das Foto in den Warenkorb der Vorbestellung gelegt, als kleines Icon angezeigt und man kann sogar noch die Anzahl, wie oft die Medikamente des Fotos reserviert beziehungsweise vorbestellt werden sollen, eingeben, siehe Bild 1.8.

Nach Betätigung des Buttons "Reservierung abschließen" kann man die Öffnungszeiten der Apotheke noch einmal nachschauen. Man bekommt den

Hinweis, dass eventuell nicht alle Medikamente vorrätig in der Apotheke sind und diese gegebenenfalls von der Apotheke selber bestellt und besorgt werden müssen. Weiterhin kann man weitere Angaben zur Reservierung in freiem Text für die Apotheke machen.

Unter „Datum und Uhrzeit auswählen" wird der Zeitpunkt, zu dem man die Medikamente in der Apotheke abholen möchte, eingetragen. Hier wähle ich in der Regel einen Termin, der am nächsten Tag liegt, da ich von meiner Apotheke weiß, dass dann auch nicht vorrätig lagernde Medikamente von ihr rechtzeitig besorgt werden können und spätestens zu diesem Zeitpunkt zur Abholung da sind.

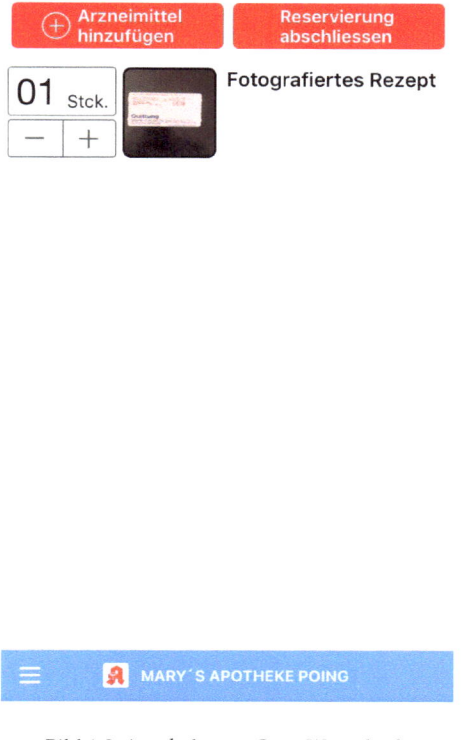

Bild 1.8: Apotheke vor Ort – Warenkorb

Achtung: Es findet übrigens keine automatische Prüfung gegen die Öffnungszeiten statt! So könnte ich für die Abholung „Samstag, 19:30 Uhr" eingeben, obwohl die

Apotheke bereits mittags schließt und ich dann vor verschlossener Tür stehen würde. Also aufpassen, was man hier eingibt!

Nach „Reservierung abschicken" startet dann die Übertragung der unverbindlichen Reservierung an die Apotheke, und wenn die Vorbestellung erfolgreich übermittelt wurde, wird dies von der App angezeigt und man kann nun noch die eingetragene Abholzeit automatisch in die Kalender-App des Handys übernehmen und dort speichern. Neben einer Bestätigung der Reservierung in der App selber erhält man noch eine Bestätigungsmail. Diese Mail enthält, wie in Bild 1.9 zu sehen ist, neben der Eingangsbestätigung und der angegebenen Abholzeit das Foto des Rezeptes als Anhang, sodass bei Bedarf noch einmal kontrolliert werden kann, was bestellt wurde.

Dies ist ein einfacher, aber wirksamer Prozess, den ich für alle meine Medikamente nutze, unabhängig davon, ob es sich um Standardmedikamente handelt, die die Apotheke vorrätig hat und ich einfach nur vorbeigehen und sie abholen könnte, oder um Medikamente, für die die Apotheke selber Vorlauf braucht, da sie diese erst organisieren muss.

Tipp: Meist schon wenn ich vom Arzt mit dem neuen Rezept herauskomme, fotografiere ich es mit der App und bestelle die notwendigen Medikamente. Mit der Angabe einer Uhrzeit am nächsten Tag, an dem ich sie abholen möchte, habe ich es noch nie erlebt, dass ich vergeblich oder zweimal zu meiner Apotheke gehen musste, weil ein Medikament nicht vorhanden war. Selbst wenn es Engpässe geben sollte, so werden mit der Vorbestellung entsprechende Kommunikationsdaten an die Apotheke übermittelt, die dann direkt mit mir Kontakt aufnimmt und das weitere Vorgehen bespricht.

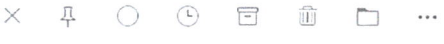

Unverbindliche Arzneimittel-Reservierung über Ihre App

Arzneimittel-Reservierung

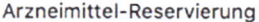

To: Js

Sehr geehrter App-Nutzer,

Ihre Reservierung wurde erfolgreich an Ihre Apotheke übermittelt.

Hier ist die Übersicht:

1 x Rezeptphoto: Fotografiertes Rezept

Abholdatum und Uhrzeit:
Datum: 24.11.2016
Uhrzeit: 09:00 Uhr

Meine Krankenkasse: -k.A.-
Meine Kassennummer: -k.A.-

Ihre Apotheken-App

✐ 1 Attachment - Save All

Fotografiertes Rezept.jpeg
827.79 KB

Bild 1.9: Apotheke vor Ort – Bestätigungsmail

Nutzen und Fazit

„Apotheke vor Ort – Ihre Stammapotheke" ist für alle, die sich regelmäßig Medikamente besorgen müssen, eine sehr hilfreiche App. Die Bequemlichkeit und Zeitersparnis durch die Sicherheit, dass die benötigten Medikamente am zur Abholung vereinbarten Zeitpunkt vorliegen, ist enorm!

Insbesondere bei den Reservierungen mit Fotos arbeiten zu können, erleichtert die Handhabbarkeit und reduziert auch die Fehleranfälligkeit bei der Eingabe und

Übermittlung der Daten (zum Beispiel der Medikamentenstärke oder Packungsgröße).

Als Nachschlagewerk für Laborwerte, Nebenwirkungen oder Beipackzettel nutze ich die App selten, aber das liegt daran, dass ich dazu selten Bedarf habe. In Bezug auf den Umfang der „auf einen Fingertipp" durch die App zur Verfügung stehenden Informationen überzeugt sie mich aber absolut.

Weitergehende Informationen:
(Links auf www.meine-gesundheitshelfer.online/gig-links)
- App „Apotheke vor Ort" in Apple's iTunes Store
- App „Apotheke vor Ort" im Google Play Store

I.3 Papierlose Abrechnung – Krankenkassen-Apps

Krankenkassen-Apps

Einzelne deutsche Krankenkassen, allen voran die Techniker Krankenkasse, Barmer Krankenkasse und IKK, sind in jüngster Zeit sehr aktiv gewesen und mit der Veröffentlichung von Apps erste Schritte in Richtung der Digitalisierung ihrer Kundenbeziehungen gegangen. Alleine auf der Webseite der Barmer findet man aktuell (September 2017) sieben verschiedene Apps für iOS und Android.

Trotzdem ist das Angebot in Bezug auf Krankenkassen als Anbieter von Apps aber eher ernüchternd. In Summe gerade einmal 27 der 166 gesetzlichen Krankenkassen und Dachverbände sowie 15 der 39 privaten Krankenkassen bieten Apps an. Dies ist das Ergebnis einer vom Bundesministerium für Gesundheit geförderten Studie namens Charismha [2] zu den Chancen und Risiken von Gesundheits-Apps, die im April 2016 veröffentlicht wurde.

Das inhaltliche Fazit: Lifestyle, Prävention und Service stehen bei den angebotenen Apps im Vordergrund. Hilfe bei Diagnostik und Therapie von Krankheiten bietet nahezu keine Versicherung an, es finden lediglich Tests im Rahmen von geschlossenen Pilotprojekten statt. Patienten als Zielgruppe werden also nahezu nicht berücksichtigt und folgerichtig fällt auch keine der von den Krankenkassen angebotenen Apps in die Kategorie Medizinprodukt. Dadurch werden umfangreiche Tests und Zertifizierungen für die Zulassung vermieden. Medizinprodukte müssen beispielsweise in Risikoklassen, abhängig vom Schaden, der entsteht, wenn sie ausfallen, einsortiert werden. Apps, die nicht in die Kategorie Medizinprodukt fallen, sind hingegen nahezu keinen Beschränkungen unterworfen.

Die Funktionalität der angebotenen Apps ist dennoch vielseitig. Sie sollen zu gesunder Ernährung („AOK genießen") oder Bewegung motivieren, Beschwerden von Allergikern lindern („Hustleblume" von der Techniker Krankenkasse), an Vorsorgetermine erinnern („TaschenDoc" von der Knappschaft) oder die Kommunikation mit der Krankenkasse erleichtern.

Anwendungsbeispiel: Arztrechnung einreichen

Eine der operativen Kernaufgaben einer privaten Krankenkasse ist die Erstattung der Arztrechnungen an den Versicherten, der diese in der Regel vorlegt. Eine Unterstützung in diesem Abrechnungsprozess durch den elektronischen Austausch der notwendigen Daten mit Hilfe einer App hilft dem Patienten und der Krankenkasse gleichermaßen: Laufzeiten und Fehlerraten werden reduziert, Portokosten vermieden.

Als Versicherter der Central Krankenversicherung bekomme ich eine App zur Verfügung gestellt, mit der es leicht ist, die ganzen Einreichungen beziehungsweise Abrechnungen papierlos und insbesondere auch ohne die üblichen Portoausgaben zu erledigen. So fällt es mir nun leichter, zeitnah Rezepte und Arztrechnungen einzureichen, da ich früher oft doch ein paar Tage oder wenige Wochen Rechnungen sammelte, diese dann handschriftlich in einem Übersichtszettel eintragen musste und dann noch ein paar Tage brauchte, um den Brief wirklich abzuschicken. Das alles hat sich dank der App geändert.

Die verwendete App nennt sich allerdings nicht umsonst „Central RechnungsApp" - mehr Funktionalität bietet sie leider nicht. So erscheinen drei Button für mögliche Aktivitäten, wenn man die App öffnet:
1. „Einreichen": damit startet der Nutzer den weiter unten genauer beschriebenen Prozess der Einreichung von Rezepten und Arztrechnungen zur Erstattung durch die Krankenversicherung
2. Die „Übersicht", in der alle vom Nutzer eingereichten Rechnungen und Rezepte mit dem jeweiligen Datum untereinander aufgeführt sind. Wird eine der Einreichungen in dieser Liste ausgewählt, so sieht man unter der Angabe des jeweiligen Datums, was mit der Einreichung wann passiert ist und kann den Abrechnungsprozess verfolgen. Der typische Ablauf ist dabei in Bild 1.10 zu sehen. Über den rechts oben befindlichen Reiter „Belege" (dunkelgrau im Bild) kann man die in diesem Prozess gesendeten und abzurechnenden Belege, also die Rezepte oder Arztrechnungen, auch noch einmal einsehen
3. Das „Postfach" wiederum enthält die Leistungsabrechnungen der Krankenkasse. Dieses sind die früher per Post gekommenen Abrechnungen, in denen im Detail nachzulesen ist, was in welchem Umfang erstattet wurde

Der Prozess der Einreichung gestaltet sich einfach und komfortabel. Nach der Auswahl des Punktes „Einreichen" öffnet sich ein Bildschirm, in dem unten zwei Button angezeigt werden, „Foto" und „Barcode". Typischerweise haben die Rechnungen, die ich einreiche, keinen Barcode, insofern geht der Prozess in der Regel mit der Auswahl von „Foto" weiter.

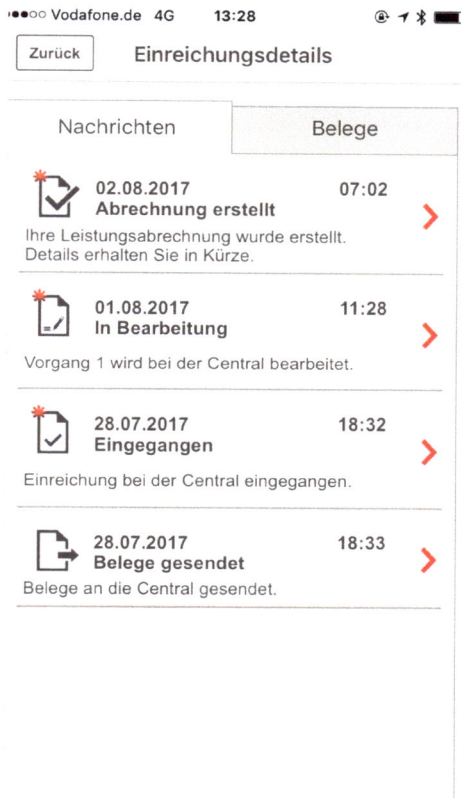

Bild 1.10: Krankenkassen-App – Abrechnungsprozess

Darauf öffnet sich die Handykamera, die einen orangefarbenen Rahmen anzeigt. In diesen soll die Rechnung, idealerweise mit einer dunklen Fläche als Hintergrund, gelegt werden. Die App erkennt dann in der Regel automatisch die Ecken der einzureichenden Rechnung und schneidet den Rest, das ist die Unterlage, auf der die Rechnung liegt, weg. Sollte das nicht funktionieren und die App das Bild fehlerhaft zuschneiden, so kann man die vier Ecken des orangefarbenen Rahmens auch per Hand an die richtigen Stellen bewegen.

Nach erfolgreichem Foto kann der Beleg mit „Abschließen" dann zur Einreichung als fertig übernommen werden. Im Übersichtsbildschirm wird die Rechnung nun angezeigt. Der Nutzer kann bei Bedarf nach demselben Vorgehen dann noch weitere Rechnungen erfassen, siehe am Bild 1.11.

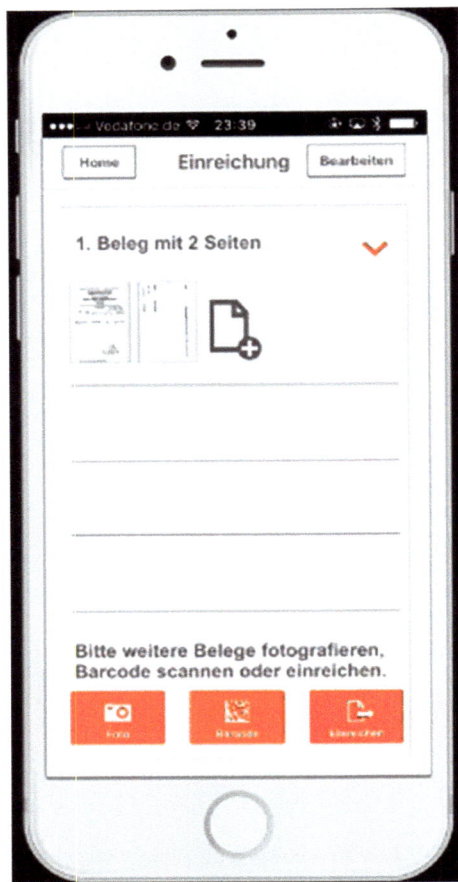

Bild 1.11: Krankenkassen-App – Übersicht aktuelle Einreichung

Dieser Einreichungsprozess kann noch weiter vereinfacht werden, sofern auf der Arztrechnung zwei Barcodes aufgedruckt sind. Dafür bietet die Central mit ihrer App ebenfalls Unterstützung. Dann sind nicht gegebenenfalls mehrere Seiten einer Arztrechnung zu fotografieren und hochzuladen, sondern mit den Fotos der beiden Barcodes können alle Daten einer Rechnung durch die Krankenversicherung automatisch abgefragt werden. Die Barcodes, siehe den unteren Rand der Rechnung in Bild 1.12, heißen eA, der die Personendaten der Rechnung enthält (linke Seite), und eP, der einen Schlüssel und die Rechnungs-ID enthält (rechte Seite), über die dann beim ISH Insurance Service Hub die Rechnungsdaten anonym abgefragt werden.

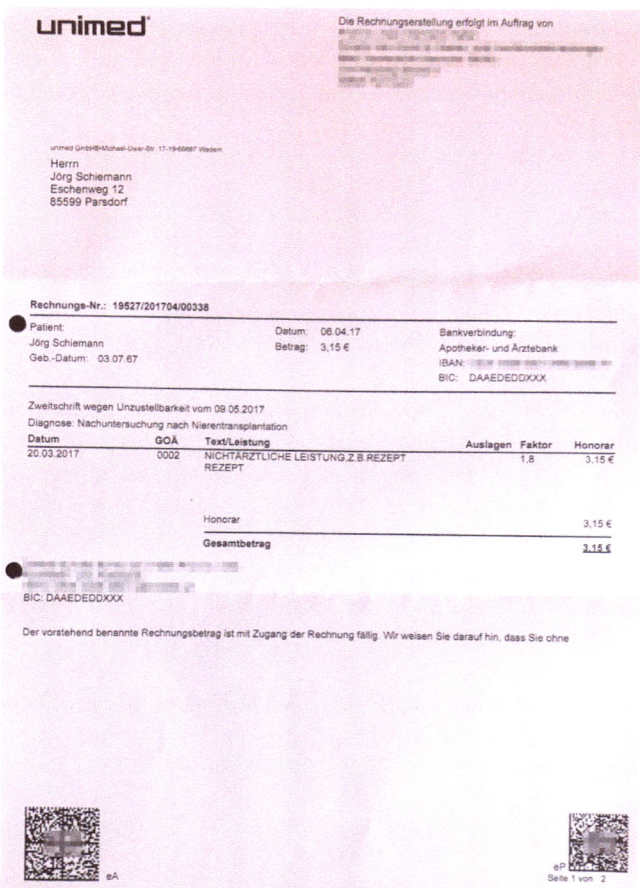

Bild 1.12: Arztrechnung mit Barcodes

Aber hatten Sie schon einmal eine Arztrechnung mit einem aufgedruckten Barcode? Wenn ja, dann sind Sie wahrscheinlich bei einem der seltenen Ärzte oder Abrechnungsstellen gelandet, die Barcodes unterstützen. Denn seit ich die App nutze (Anfang 2016) hatte ich gerade einmal ein halbes Dutzend Rechnungen mit einem aufgedruckten Barcode.

Laut transparent-beraten.de boten im August 2015 immerhin schon 38.000 Ärzte und Zahnärzte Rechnungen mit Barcodes an, das sind rund 11%. Davon habe ich persönlich aber noch wenig gemerkt.

Allerdings funktioniert der Prozess mit den Fotos auch sehr einfach. Ein Video, das den obigen Prozess anschaulich darstellt, finden Sie auf meiner Webseite www.meine-gesundheitshelfer.online unter „Rezepte & Arztrechnungen über Krankenkassen-App erstattet bekommen".

Nutzen und Fazit

Die aktuellen Krankenkassen-Apps sind in der Regel sehr allgemein gehalten und können von allen Verbrauchern benutzt werden, Einschränkungen auf die in der eigenen Krankenkasse Versicherten gibt es eigentlich nur bei den Abrechnungs-Apps der privaten Krankenversicherungen.

Doch zu fast allen Funktionalitäten der von Krankenkassen angebotenen Apps gibt es auch parallel Apps von Drittanbietern. Insofern gibt es keinen klaren Vorteil, eine Krankenkassen-App statt der eines Drittanbieters zu nutzen. Dazu gehört, dass laut Charismha-Studie der Datenschutz auch ein Problem bei den Gesundheits-Apps der Krankenkassen ist: "Es ist unklar, ob die einschlägigen datenschutzrechtlichen Anforderungen immer eingehalten werden, was namentlich bei Gesundheits-Apps aufgrund der Sensibilität der Daten von besonderer Relevanz ist." [2]

Als Nutzer sollte man deshalb mehr Wert auf Funktionalität und Datenschutz bei der Auswahl einer Gesundheits-App als den Fokus auf eine Krankenkasse als Herausgeber legen.

Ausblick

Gesetzliche Krankenkassen dürfen über Apps gesammelte Daten für Studien nutzen oder auch mit Hilfe einer App Boni vergeben. So bietet zum Beispiel die AOK NordOst mit der App „Fit Mit AOK" eine Art digitales Bonusheft an. Versicherte können hier durch gesundheitsbewusstes Verhalten Punkte sammeln und sich so Prämien erarbeiten.

Nicht erlaubt ist es dagegen, die Höhe der Beiträge vom Verhalten der Versicherten abhängig zu machen, etwa von einem Sportler, der per App seine Daten übermittelt, weniger zu verlangen als von einem Nichtsportler.

Anders ist das bei privaten Krankenkassen. Diese Unternehmen dürfen mit Hilfe von Gesundheitsdaten ihrer Versicherten neue Tarife entwickeln und auf die Person zugeschnittene Preise verlangen.

Wie dies aussehen könnte, zeigt der einer der größten Privatversicherer in Deutschland, die Generali. So wurde das Generali Vitality-Programm gestartet, bei dem Versicherte durch gesundes Verhalten, wie den Gang ins Fitnessstudio, Punkte sammeln können. Erhoben werden diese Daten unter anderem über Apps oder Fitnessarmbänder. Der Kunde erhält entsprechend seines Status verschiedene Prämien und kann auch in einen günstigeren Tarif mit finanziellen Vorteilen eingestuft werden. Zwar gilt dieses Programm aktuell nur für Berufsunfähigkeits- und Risikolebensversicherungen, Generali will es aber auch auf Tarife der privaten Krankenversicherung ausdehnen.

Weiterführende Informationen:
(Links auf www.meine-gesundheitshelfer.online/gig-links)
- Artikel „Rezepte & Arztrechnungen über Krankenkassen-App erstattet bekommen"

I.4 Sicherheit bei der Medikamenten-Einnahme – Medikamenten-Apps

Kennen Sie das Gefühl, wenn es Ihnen mit Medikamenten geht, wie mit der Wohnungstür oder dem Herd, wenn Sie das Haus verlassen haben: „Habe ich die Tür jetzt abgeschlossen?", „Habe ich den Herd wirklich ausgemacht?" oder in diesem Fall „Hatte ich die Tabletten jetzt genommen oder nicht?"

Da ich seit vielen Jahren immer mehr oder weniger dieselben Medikamente nehmen muss, ist mir diese Einnahme so ins Unterbewusstsein übergegangen wie das Garagentor zu schließen oder andere Gewohnheiten. Irgendwann fing ich an, mich immer öfter zu fragen, ob ich die Medikamente wirklich gerade genommen hatte. Oder ich erinnerte mich an die Einnahme von Tabletten, wusste aber nicht mehr, ob das gestern oder heute war – und vor allem welche genau.

Lange Zeit habe ich mir dafür einfach den Wecker auf meinem Handy gestellt, insbesondere um am späten Abend beim Fernsehen keine Tablette zu spät zu nehmen oder zu vergessen. Aber zwei, drei Weckzeiten pro Tageszeit ohne konkrete Angabe der einzunehmenden Medikamente und manchmal der Ansatz „Die Tabletten nehme ich nachher mit den anderen zusammen, es ist gerade so spannend" ließen meine Unsicherheit wachsen. Also musste eine andere Lösung her, damit ich wieder den Überblick und ein gutes Gefühl bekam, nichts vergessen zu haben.

Die Lösung fand ich in Form von spezifischen Handy-Apps. Allerdings gibt es in den App-Stores der verschiedenen Anbieter wie Google oder Apple 'unzählige sogenannte Pillenwecker und so verschaffte ich mir als erstes einen groben Überblick und probierte etliche der existierenden Apps eine Zeitlang aus.

Entschieden habe ich mich letzten Endes für die App „MyTherapy" der Münchener Firma smartpatient GmbH. Neben der Sicherheit, dass die Daten in Deutschland gespeichert werden und hier dem Datenschutz unterliegen, bietet die App zahlreiche weitere Funktionen, die ich nutze, siehe auch Kapitel III.3 "Nutzung von MyTherapy als Patientenakte."

Die Grundfunktionen von „MyTherapy" sind schnell erklärt: nach der Eingabe der Medikamente in die App, die man regelmäßig nimmt, wird definiert, welches Medikament wie oft und wann (Tag und Uhrzeit) in welcher Dosierung genommen werden muss. Nach der Speicherung sämtlicher dieser Daten im sogenannten Therapieplan von MyTherapy werden auf dem Handy nun zu den jeweils angegebenen Zeiten Erinnerungen beziehungsweise Benachrichtigungen generiert, die den Handynutzer Zeit erinnern, dass er Tabletten oder Tropfen einnehmen muss und wie viel von welchem Medikament.

Die Einnahme kann der Benutzer dann in der App (oder direkt mit der Benachrichtigung auf dem Sperrbildschirm ohne extra die App zu öffnen) bestätigen. Dies wird in der App hinterlegt und kann anschließend jederzeit vom Nutzer wieder eingesehen werden. Bei konsequenter Bestätigung der Einnahme, kann so jederzeit die Antwort auf die Frage „Habe ich schon … eingenommen" nachgesehen und beantwortet werden. Die Sicherheit für die eigene Medikation und die konsequente Einnahme ist somit leicht herzustellen.

Anwendungsbeispiel: Medikament-Einnahmen definieren

Nach dem Laden von „MyTherapy" aus dem jeweiligen App-Store von Apple oder Google beginnt die grundlegende Nutzung mit der Eingabe beziehungsweise der Definition der einzunehmenden Medikamente.

Dieses kann per Texteingabe manuell geschehen (also einfach den Medikamentennamen eintippen) oder – eine wirkliche Erleichterung und Beschleunigung dieses Prozesses – indem man den auf der Medikamentenpackung aufgedruckten Barcode mit dem Handy scannt beziehungsweise fotografiert. Das Mittel wird dann in beiden Fällen gegen die offizielle Medikamenten-Datenbank der Informationsstelle für Arzneimittelspezialitäten (IFA), die in Deutschland die PZN (Pharmazentralnummer) verteilt, geprüft und mit Name, Dosis sowie dem Hersteller in der App gespeichert.

Anschließend gibt der Nutzer in die App ein, wann das Medikament genommen werden muss. Also beispielsweise „täglich morgens um 9 Uhr" oder „täglich morgens und abends um 10 Uhr und 22 Uhr" oder „einmal wöchentlich am Montag morgen um 8 Uhr". Dies passiert zusammen mit der Angabe der Tablettenmenge je Einnahmezeitpunkt. Die Mengenangabe kann in Viertelschritten unterschieden werden, also beispielsweise morgens 2,5 Tabletten und abends 1,25 Tabletten.

Im Bild 1.13 sieht man beispielsweise die Definition der Einnahme des Medikamentes Cellcept zweimal täglich, je eine Tablette morgens um 9 Uhr und eine Tablette abends um 21 Uhr.

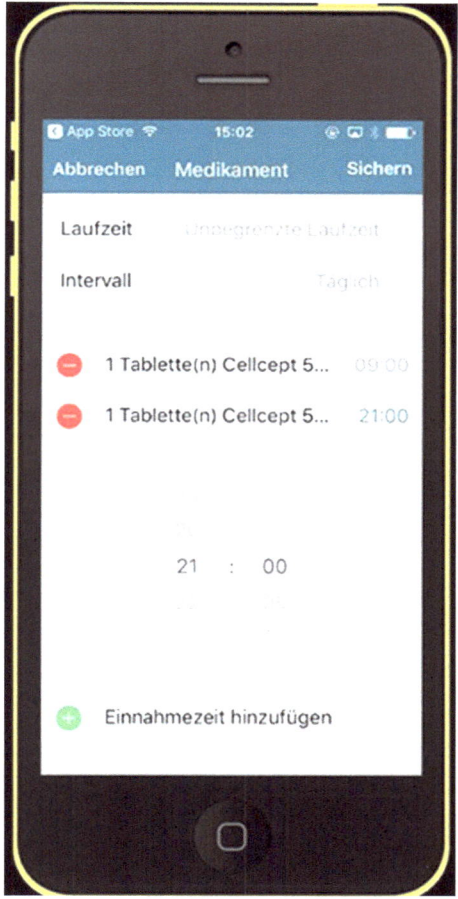

Bild 1.13: MyTherapy – Medikament eingeben

Auch Hinweise wie „zum Essen nehmen" können hinterlegt werden. So entsteht ein übersichtlicher und vollständiger Medikamentenplan in der App. Dieser kann aber leider nicht ausgedruckt werden.

Anwendungsbeispiel: Medikament-Einnahme bestätigen

Zu jeder in der App definierten Einnahmezeit klingelt nun das Handy und es erscheint auf dem Bildschirm eine Benachrichtigung, welches Medikament in welcher Dosierung zur Einnahme ansteht. Auf dem Bild 1.14 sieht man beispielsweise die Einnahme von zwei verschiedenen Dosierungen von

Sandimmun Optoral, die beide um 19:30 Uhr eingenommen werden müssen, einmal 50 mg und einmal 25 mg.

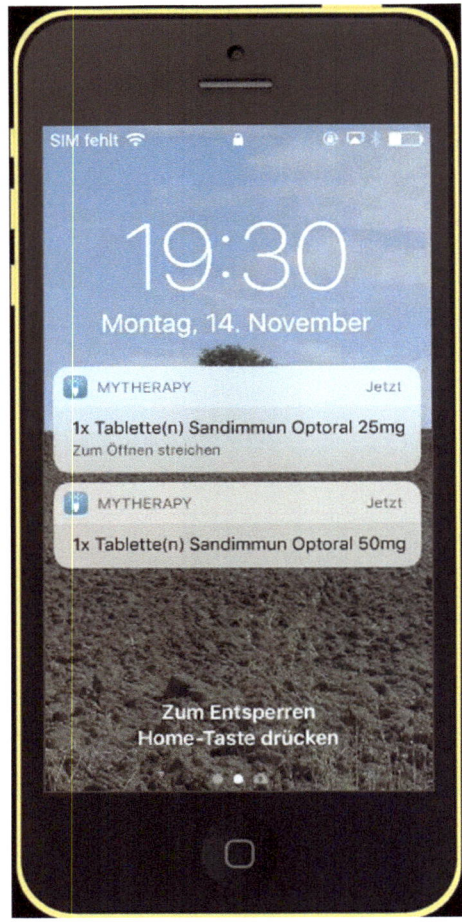

Bild 1.14: MyTherapy - Medikament-Einnahme bestätigen

Die Einnahme wird auf dem Handy bestätigt, zusätzlich wird in der App auch der Zeitpunkt der Bestätigung (beziehungsweise der Einnahme, wenn die Bestätigung zeitnah erfolgt) gespeichert. So kann jederzeit nachgesehen werden, ob alle Medikamente eingenommen worden sind (und sogar wann). Die Zuverlässigkeit dieser Daten hängt aber natürlich von der Zuverlässigkeit des Nutzers ab. Lässt man sich über die App an die Einnahme erinnern, aber vergisst die Bestätigung einzugeben, so sind die in der App dazu gespeicherten oder fehlenden Daten ohne Bedeutung.

Weitere Funktionen der App

Ein weiterer hilfreicher Aspekt bei der Nutzung von „MyTherapy" betrifft die Wechselwirkungen zwischen verschiedenen Medikamenten. Je mehr Medikamente man einnimmt, umso schwieriger ist die Ursache von Neben- und Wechselwirkungen zu identifizieren. Das gilt erst recht, wenn – zum Beispiel wegen Kopfschmerzen, Erkältung oder anderen kurzfristigen Beschwerden – unregelmäßig weitere Medikamente (zum Beispiel Paracetamol oder Aspirin) eingenommen werden. Da hilft es und ist wichtig, dass auch die einmalige Einnahme solcher Medikamente in der App eingegeben und gespeichert werden kann.

In der Auswertung von „MyTherapy" sind dann bei konsequenter Pflege alle genommenen Medikamente mit ihrem Einnahmezeitpunkt zu sehen (und nicht nur die Medikamente aus dem Medikationsplan). Nur so ist die Grundlage gegeben, Wechselwirkungen auch zwischen der regelmäßigen Medikation und temporär beziehungsweise akut eingenommenen Medikamenten leichter zu identifizieren - wie leicht vergißt man im Nachhinein akut eingenommene Kopfschmerztabletten bei der Aufzählung der genommenen Medikamente.

Über alle diese und weitere erfasste Daten können grafische Auswertungen erstellt werden. Die Auswertungen sind fest definiert, können also nicht vom Benutzer verändert werden, sind aber aus meiner Sicht ausreichend. Sie haben jeweils die Laufzeit von einem Kalendermonat und zeigen die verschiedenen Entwicklungen grafisch sehr anschaulich an. Ausführlich werden diese Berichte im <u>Kapitel III.3 „Nutzung von MyTherapy als Patientenakte"</u> beschrieben.

Mit der dort beschriebenen, auszudruckenden Auswertung kann eine übersichtliche Darstellung der eingenommenen Medikamente zum Arzt mitgenommen und besprochen werden. Zwar stehen die Medikamente im Fokus, in der App können aber auch gemessene Blutdruck- oder Pulswerte, körperliche oder sportliche Aktivitäten und sogar Symptome („ich hatte am Samstag Kopfschmerzen") eingegeben und somit für Auswertungen herangezogen werden. So entsteht bei intensiver Nutzung ein umfangreiches Bild von den die Gesundheit beeinflussenden Faktoren.

Sehr gut gefällt mir auch die Lesbarkeit in der App. Die einzunehmenden Medikamente werden in großer Schrift deutlich dargestellt, sodass gerade auch ältere Menschen keine Probleme haben sollten, sie richtig zu lesen.

Datenschutz

Die smartpatient GmbH versichert in ihren Datenschutzbestimmungen für „MyTherapy", die in der App unter „Sonstiges/Rechtliche Hinweise" einsehbar sind, Daten nach den geltenden Bestimmungen des deutschen Datenschutzgesetzes zu erheben und zu verwenden. Dabei kann „MyTherapy" mit oder ohne Anlage eines Benutzerkontos verwendet werden. Ohne Benutzerkonto, das heißt im wesentlichen ohne Angabe einer E-Mail-Adresse in der App, können die Daten nicht geräteübergreifend, sondern nur lokal direkt auf dem genutzten Handy gespeichert und vor allem keine Auswertungen erstellt und versendet werden.

Sobald das Handy mit dem Internet verbunden ist, werden allerdings zu statistischen Zwecken die folgenden, technisch geprägten Daten an smartpatient übermittelt: Datum und Uhrzeit der Nutzung, verwendetes Betriebssystem und Handy, Menge der gesendeten Daten und die IP-Adresse.

Wesentlich für die Beurteilung des Datenschutzes ist die Aussage in Abschnitt 6.5 "Ihre personenbezogenen Gesundheitsdaten werden von uns nicht zu anderen Zwecken verwendet und werden auch nicht an Dritte weitergegeben." Zusammenfassend ist aus meiner Sicht der Datenschutz von smartpatient für „MyTherapy" gut und transparent erklärt und akzeptabel geregelt.

Nutzen und Fazit

Für jeden, der mehr als nur „einmal morgens seine Blutdruck-Tablette" nehmen muss, ist „MyTherapy" (oder eine adäquate App) aus meiner Sicht ein Muss. Die Erinnerungen inklusive der konkreten Anzahl von Tabletten einerseits und andererseits die Möglichkeit über die tatsächlich erfolgte Einnahme Buch zu führen, helfen ungemein den Überblick zu behalten und die sogenannte Compliance, also Einhaltung der Medikamenten-Einnahme, zu erhöhen.

Insbesondere in Fällen, wo dies schwer fällt, wenn zum Beispiel die Medikation umgestellt wird und man sich an neue Medikamente oder Zeiten gewöhnen muss oder einem eben schlicht die Medikamenten-Einnahme ins Unterbewusstsein übergegangen und man sich ob der Einnahmetreue unsicher ist, hilft „MyTherapy".

Ich schlafe seit meiner Nutzung solcher Apps jedenfalls ruhiger als vorher, da ich mich sicher fühle, nichts vergessen zu haben.

Weitergehende Informationen:
(Links auf www.meine-gesundheitshelfer.online/gig-links)
- App „MyTherapy" in Apple's iTunes Store
- App „MyTherapy" im Google Play Store

II. Smarte Geräte als Gesundheitshelfer

II.1 Smarte Gesundheitshelfer

Smarte Gesundheitshelfer sind, so ist es weiter vorne definiert, elektronische Geräte, Software-Programme und Apps, die Daten, die sich auf den Körper und auf die Gesundheit beziehen, erfassen, speichern und dem Nutzer digital und online zur Verfügung stellen.

Die in diesem Sinne bekanntesten smarten Gesundheitshelfer sind wahrscheinlich Fitnessarmbänder, die mittlerweile eine weite Verbreitung gefunden haben. Sie werden allerdings eher mit dem Fitnesstrend als mit Gesundheit oder gar Krankheit verbunden und können Puls, Geschwindigkeit und andere Werte messen. Dafür verwenden die Geräte verschiedenste Sensoren wie zum Beispiel Beschleunigungs- oder Temperatur-Sensoren, GPS-Ortungstechnologien oder Sensoren zur Messung des Leitungswiderstandes der Haut.

Aber wissen Sie, wie genau und verlässlich die ermittelten Daten sind, ist die Handgelenks-Pulsmessung mittlerweile genauso gut wie die per Brustgurt? Aktuell sagt beispielsweise die Firma Pulse, dass sie nahezu gleichwertige Ergebnisse erzielen, aber die zu kaufenden Geräte weisen noch deutliche Unterschiede auf. Aktuelle Testergebnisse und neueste Entwicklungen dazu finden Sie auf www.meine-gesundheitshelfer.online.

In diesem Abschnitt geht es um solche smarten Geräte, die mit Hilfe verschiedenster Sensoren im weitesten Sinne Körperdaten messen und diese für Auswertungen in Apps und auf Cloudplattformen speichern.

Dabei gehört auch das Thema Cloud und Datenschutz untrennbar zum Thema smarte Gesundheitshelfer und Datensammlung beziehungsweise Datenspeicherung. Welche Daten liefern die Geräte (oder Apps) automatisch in die Cloud, bei welchen kann man einstellen, ob oder was in der Cloud, das heißt auf einem Unternehmensserver, gespeichert wird. Was davon landet in den USA, was bleibt unter Hoheit des deutschen Datenschutzes im Inland? All das gilt es bei der Benutzung von Apps zu beachten.

Weiterführende Informationen:
(Links auf www.meine-gesundheitshelfer.online / gig-links)
- www.meine-gesundheitshelfer.online

II.2 WLAN oder Bluetooth - Technologien zur Speicherung in der Cloud

Ein wichtiger Aspekt neben der reinen Gewinnung und -sammlung von Daten der smarten Geräte ist die Speicherung dieser Daten an einer Stelle. Dadurch können Entwicklungen von Werten wie Gewicht oder Blutdruck über längere Zeiträume hinweg verfolgt und erst so sich langfristig entwickelnde Trends und gefährliche Auffälligkeiten wie zum Beispiel steigender Blutdruck sichtbar gemacht und leichter bemerkt werden. Mehr noch, wenn dadurch die Zusammenführung verschiedener Daten wie beispielsweise Medikamenten-Einnahme und Blutdruck ermöglicht wird und diese verglichen beziehungsweise zusammen ausgegeben werden, können Neben- und Wechselwirkungen früher und besser erkannt werden.

Die gemessenen Daten können dabei oft zuhause von den Geräten direkt mit einem Kabel an den PC oder Laptop übertragen werden, was allerdings jedes Mal entsprechenden Aufwand (wie das Anschließen der Kabel an Rechner und Gerät sowie das Starten und Verwenden der entsprechenden Software auf dem Rechner) bedeutet. Damit hat der Nutzer alle Daten nur auf seinem Rechner, eine Internet-Verbindung ist nicht notwendig, Datenschutzprobleme entstehen in diesem Fall also nicht.

Aber dieser Weg ist umständlich und wird aus Bequemlichkeit dann oft nicht oder nur selten gemacht. So gehen Daten verloren und die Aussagefähigkeit der erfassten Daten sinkt. Auch veraltet die Software auf dem Rechner und neue Funktionen des Herstellers können nicht oder nur durch ein Update der Software genutzt werden. Bei Schäden am Rechner oder der Festplatte sind die Daten ferner verloren, wenn kein regelmäßiges Backup vom Nutzer gemacht wurde.

Einfacher geht das heute über drahtlose Verbindungen und Speicherung der gemessenen Daten in der Cloud von entsprechenden Anbietern im Internet. Dies sind in der Regel die Hersteller und Anbieter der Geräte, die jeweils eigene Cloud-Plattformen entwickelt haben. Bei der Umsetzung werden in der Regel zwei Technologien verwendet, WLAN und Bluetooth, deren Funktionsweise hier kurz erläutert wird, siehe auch Bild 2.1.

WLAN (Wireless LAN)

Um drahtlos und bequem mit dem Handy, Tablet oder Laptop zu surfen, haben die meisten Menschen bei sich zuhause ein WLAN, ein sogenannte Wireless LAN, eingerichtet. Dieses stellt den drahtlosen Zugang zum eigenen Internet-Anschluß über den Router, der quasi die Brücke dazu ist, dar.

An dieses WLAN können nun verschiedene Geräte angeschlossen werden, zum Beispiel Unterhaltungsgeräte wie Fernseher oder Smart Home Geräte, wie Lampen und Steckdosen. Auch Geräte für die Gesundheit können mit dem WLAN verbunden werden – sind beispielsweise Körperwaagen mit einer WLAN-Kopplung versehen, so sprechen wir von smarten Waagen oder WLAN-Waagen (manchmal auch Wifi-Waagen).

Der Vorteil: ist ein smarter Gesundheitshelfer einmal mit einem WLAN gekoppelt, so erkennt er dieses WLAN bei Benutzung auch später automatisch wieder. Außer der einmaligen Kopplung am Anfang ist in der Folge nichts mehr vom Benutzer für einen Verbindungsaufbau zu tun. Durch die Kopplung mit dem WLAN werden die bei der Nutzung gemessenen Daten dann automatisch direkt in die Plattformen der Hersteller der smarten Gesundheitshelfer übertragen, dort gespeichert und gehen nicht verloren.

Bluetooth

Alternativ gibt es auch noch die über die Bluetooth-Technologie kommunizierenden smarten Gesundheitshelfer. Sie sind nicht direkt mit dem Internet verbunden, sondern benötigen ein zweites Bluetooth-fähiges Gerät, also ein Handy oder ein Tablet, mit dem sie sich verbinden.

Eine Verbindung ins Internet wird dabei dann erst durch das verbundene zweite Gerät hergestellt. Der Nachteil ist, dass dieses zweite Gerät dann in der Regel bei der Verwendung des smarten Gesundheitshelfers in der Nähe sein und betätigt werden muss. In den allermeisten Fällen muss nämlich die Verbindungsaufnahme des smarten Gesundheitshelfers über Bluetooth zum Handy oder Tablet auf diesem jedes Mal aktiv bestätigt und erlaubt werden. Erfolgt diese Freigabe nicht, können die gemessenen Daten nicht gesammelt und verwendet werden.

Allerdings können einige der mit Bluetooth arbeitenden smarten Gesundheitshelfern zumindest eine gewisse Anzahl an Messwerten erst einmal intern zwischenspeichern, bevor sie dann später über ein gekoppeltes Gerät in die Cloud übertragen werden oder – falls dieser interne Speicher des Gerätes überläuft – dann doch verloren gehen.

Kopplung per WLAN:

Kopplung per Bluetooth:

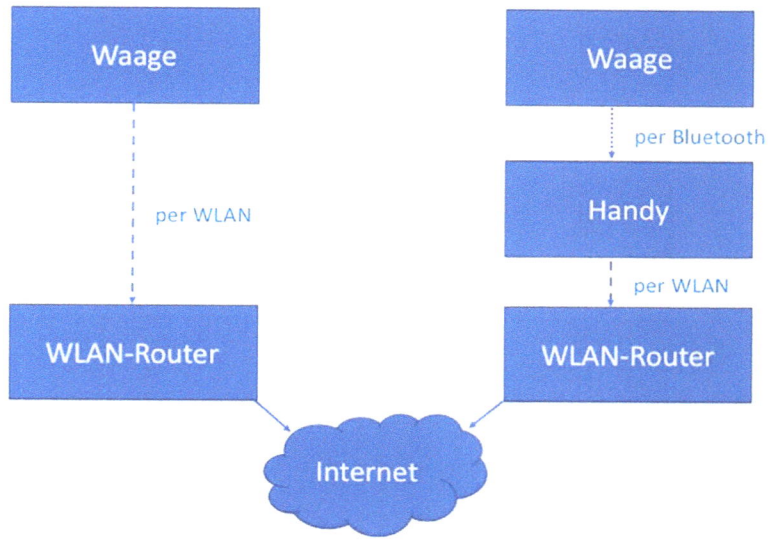

Bild 2.1: Kopplung über WLAN und Bluetooth im Vergleich

II.3 ... für das Gewicht

Smarte Waagen

Es gibt viele Gründe, sein Gewicht regelmäßig zu ermitteln und die Entwicklung über die Zeit zu beobachten. So ist einer Umfrage des Instituts für Demoskopie in Allensbach zufolge der Anteil der Menschen in Deutschland, die abnehmen wollen, mit knapp 40% bei Männern und 50% bei Frauen seit den Achtziger Jahren stabil. 38% der Bevölkerung haben dabei schon Diäten gemacht, 18% eine, 20% sogar mehrere Diäten [4].

Auch gesundheitliche Gründe gibt es, das Körpergewicht und seine Veränderung engmaschig im Blick zu behalten. So wird an Bluthochdruck leidenden Personen empfohlen, ihr Gewicht stabil zu halten und auch nierenkranke Patienten beobachten Gewichtsveränderungen, die in ihrem Fall oft mit Wassereinlagerungen einhergehen, sehr genau.

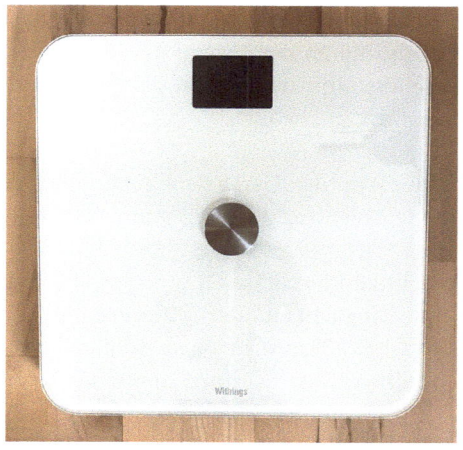

Bild 2.2: Smarte Waage von Withings (heute: Nokia)

Smarte Waagen, deren Nutzung sich als Gesundheitshelfer in diesem Fall anbietet, sind dabei äußerlich nicht von handelsüblichen digitalen Körperwaagen zu unterscheiden. Lediglich die Typenbezeichnung gibt an, dass und über welche Technologie (also WLAN oder Bluetooth) die ermittelten Daten der Waage auf die Cloudplattform des Herstellers übertragen werden, damit sie dort gespeichert und später angesehen sowie ausgewertet werden können.

Der Umfang der ermittelten Daten unterscheidet sich dabei von Gerät zu Gerät. Alle smarten Waagen ermitteln natürlich mindestens das Gewicht. Bei umfangreicherer Funktionalität der Waage, bei smarten Waagen eigentlich mittlerweile schon Standard, werden oft noch der Körperfettanteil, die Herzfrequenz und bei den Topmodellen wie der Tanita RD-953 sogar Viszeralfett, Muskelmasse, Körperbauwert, Körperwasser, Stoffwechselalter oder Muskelqualität ermittelt.

Im weiteren beschreibe ich exemplarisch das Vorgehen mit der WLAN-Waage Withings WS-50, siehe Bild 2.2, die ich als smarte Waage verwende (mittlerweile baugleich erhältlich als Nokia Body+). Andere WLAN-Waagen funktionieren in gleicher Weise, einen Link zum Überblick über Anbieter von smarten Waagen und ihren Geräten finden Sie am Ende dieses Kapitels.

Anwendungsbeispiel: Einrichtung der WLAN-Waage

Bei einer WLAN-Waage muss diese einmalig am Anfang mit dem eigenen WLAN verbunden werden. Das ist von Waage zu Waage ein wenig unterschiedlich, aber meist durch wenige Handgriffe an der Waage und einem Handy oder Tablet, auf dem die App des Herstellers läuft und das in der Regel bereits mit dem eigenen WLAN verbunden ist, einfach zu erledigen.

Oft bekommt man mit der App des Herstellers auch gleich eine gute, mit Bildern und Screenshots versehene Anleitung zur Einrichtung mitgeliefert.

Notwendig ist für die richtige Identifikation und Speicherung der von der Waage gemessenen Werte die Möglichkeit der Zuordnung der Daten zu einem Benutzerprofil auf der Cloud-Plattform (insbesondere, wenn die Waage von mehreren Personen genutzt wird). Dies erfolgt durch die Anlage eines persönlichen Profils auf der Cloud-Plattform des Herstellers der WLAN-Waage, was meist sowohl in der App auf dem Handy oder Tablet, aber auch direkt über einen Browser auf der Webseite des Herstellers erfolgen kann.

Der Einrichtungsvorgang der Waage selber ist dann schnell erledigt. In der Health Mate App von Nokia [5], kann man im Hauptmenü "Geräte" wählen und bekommt dort die schon (sofern vorhanden) existierenden Geräte angezeigt. In dieser Darstellung gibt es unter anderem einen Button "Gerät installieren", nach dessen Betätigung man das zu installierende Gerät, also in diesem Fall die WLAN-Waage und dann den Punkt "Jetzt einrichten" auswählt.

Anschließend ist im Fall einer Withings-Waage eine bei dem Batteriefach auf der Unterseite der Waage befindliche Taste zwei Sekunden lang zu drücken. Dadurch sendet die Waage Daten, die vom Handy empfangen und von der App des Herstellers interpretiert werden. So wird in der App die Waage als passendes Gerät identifiziert und angezeigt. Nun können ergänzende persönliche Daten wie Größe, Geschlecht und ungefähres Gewicht (zur automatischen Erkennung, wenn der Nutzer das erste Mal auf die Waage steigt) eingegeben werden. Diese Felder können auch leer bleiben, für einige Werte wie beispielsweise den zu errechnenden Body-Mass-Index (BMI) werden sie allerdings benötigt, ansonsten kann eine Errichtung und somit Angabe dieses Wertes nicht erfolgen.

Abschließend kann mit dem Button „Schnelleinstellung" in der Health Mate App das WLAN, das das Handy verwendet, auch für die Verbindung mit der Waage zur Benutzung festgelegt werden. Die Einrichtung ist mit diesem Schritt abgeschlossen und für die zukünftigen Wiegevorgänge verbindet sich die Waage nun automatisch mit dem so festgelegten WLAN.

Anwendungsbeispiel: Das Wiegen

Der eigentliche Vorgang des Wiegens erfolgt nach dieser einmaligen Einrichtung wie jedes Wiegen mit einer handelsüblichen analogen oder digitalen Waage. Einfach regelmäßig – nach dem Aufstehen oder wann und wie Sie es gewohnt sind – auf die Waage stellen.

Es werden dann das Gewicht und die gegebenenfalls weiteren Werte von der Waage ermittelt und wie bei jeder anderen Waage auf dem Display angezeigt, siehe Bild 2.3. Das war es.

Im Hintergrund passiert, ohne dass der Nutzer es merkt, aber noch mehr. Die Waage ist durch die Einrichtung am Anfang ja automatisch mit dem WLAN verbunden. Dies ist quasi der Dauerzustand und man braucht dafür nichts weiter zu machen oder beachten (sofern das WLAN aktiv ist).

Während des Wiegens werden nun die gemessenen Daten automatisch über das WLAN ins Internet und damit im entsprechenden Nutzerprofil beim Hersteller der Waage auf seiner Cloud-Plattform gespeichert.

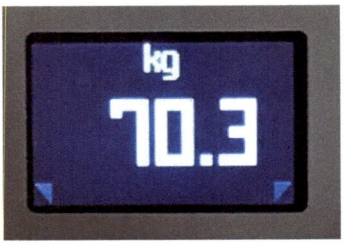

Bild 2.3: Gewichtsanzeige auf der smarten Waage

Achtung: das ist bei einer Bluetooth-Waage etwas anders. Da funktioniert der Vorgang des Wiegens und die Anzeige auf der Waage zwar genauso, also einfach drauf steigen, wiegen und auf der Anzeige der Waage sieht man das aktuelle Gewicht. Aber damit das Gewicht im persönlichen Profil auf der Cloud-Plattform gespeichert werden kann, muss jedes Mal explizit eine Verbindung zwischen dem zweiten Gerät, also Handy oder Tablet, und der Waage hergestellt werden, damit keine Daten verloren gehen.

Die Vorteile

Viele Menschen müssen oder wollen ihr Gewicht mehr oder weniger streng verfolgen. Dabei ist die Beobachtung insbesondere schleichender, langfristiger Entwicklungen wichtig. Früher passierte das mit handschriftlichen Notizen oder vielleicht in einem eigens dafür erstellten manuellen Excelsheet. Aber wie gut kann man, wenn man handschriftlich jedes morgendliche Gewicht in ein Heft schreibt, langfristige Entwicklungen wirklich erkennen?

Die Speicherung der gemessenen Daten, zu denen neben dem Gewicht auch die anderen Daten der smarten Waage wie – je nach Ausführung – beispielsweise der Körperfettanteil oder der errechnete BMI gehören, in einer Cloud-Plattform hat insofern einige Vorteile:

- Es kann automatisch die Differenz zum letzten Gewicht angezeigt werden, also beispielsweise „+0,2 kg" zum letzten Wiegevorgang, da dieser auf der Cloud-Plattform hinterlegt ist und leicht zum Vergleich herangezogen werden kann
- Einige Waagen zeigen sogar den Verlauf der letzten fünf oder acht Wiegevorgänge als kleine grafische Darstellung auf der Waage an (und nicht nur die direkte Differenz zum letzten Wiege-Vorgang), dargestellt auf dem Bild 2.4. So ist eine erste Kontrolle der vergangenen Entwicklung, sogar schon während man auf der Waage steht, möglich

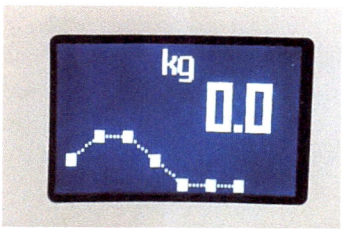

Bild 2.4: Verlaufsanzeige auf der smarten Waage

- In der Regel können die Nutzer in ihrem Profil auf der Cloud-Plattform weitere Daten von sich, wie zum Beispiel die Größe, hinterlegen. Mit Hilfe der so gespeicherten Profildaten und den gemessenen Werten können weitere Werte wie zum Beispiel der Body-Mass-Index, bekannt als BMI (Quotient aus Gewicht und Körpergröße zum Quadrat in kg/m²), ermittelt und angezeigt werden

Auch gut: wenn die auf dem Display der Waage angezeigten Messwerte nicht mehr so gut vom Benutzer erkannt oder gelesen werden können, so sind die genauen Werte jederzeit später von der Cloud-Plattform des Herstellers auf der Handy-App oder der entsprechenden Webseite einfach nachzulesen.

Die Nachteile

Aber es gibt auch einen potenziellen Nachteil. Die Datenspeicherung vom eigenen Gewicht und den gegebenenfalls weiteren Werten, die man in sein Profil auf der Cloud-Plattform eingibt, findet beim Hersteller der WLAN-Waage statt, bei dem man sich dazu in der Regel mit einer E-Mail-Adresse registrieren muss. Man sollte die Datenschutzvereinbarung des Anbieters genau studieren, um zu wissen, auf was man sich hier einlässt. Dazu gehört insbesondere auch der Ort der Datenspeicherung, also ob es sich beispielsweise um die USA handelt oder die Daten unter dem deutschen Datenschutzgesetz im Inland bleiben.
Allerdings kann man hier ein eventuelles Unbehagen durch eine einfache Anonymisierung überwinden, in dem man sich zum Beispiel eine neue, mit einem Phantasienamen benannte E-Mail-Adresse anlegt und nur für diese Daten verwendet, also zum Beispiel Micky.Maus.1967@gmail.com statt seiner üblichen Max.Mustermann@t-online.

Nutzen und Fazit

Die Benutzung einer smarten Waage hängt stark von der Motivation und den Begleitumständen ab, unter denen man das Gewicht beobachtet. Aus gesundheitlichen Gründen zur Überwachung und dem Gefühl der eigenen Sicherheit bezüglich eines stabilen Gewichts, ist sie ein wichtiger smarter Gesundheitshelfer. Das gilt genauso, wenn man abnehmen will, da sie schon auf ihrer eigenen Anzeige mit den letzten – im Beispiel der Withings WS-50 acht – Werten eine Tendenz des Gewichtsverlaufs der letzten Zeit anzeigt, die aus meiner Sicht zum Weitermachen motiviert.

Es gibt aber auch viele Zusatzfunktionen, die schön und bequem, aber weniger notwendig sind. Da gibt es neben weiteren gemessenen Körperwerten bei meiner smarten Waage beispielsweise auch Daten wie das Wetter oder den CO_2-Verlauf der letzten 24 Stunden von dem Zimmer, in dem die Waage steht. Zumindest die ebenfalls angezeigte Schrittanzahl des letzten Tages schaue ich hin und wieder auf meiner Waage an. Andererseits fehlt mir aber auch nichts, wenn ich schon vorher von der Waage steige und Werte wie das Wetter nicht mehr angezeigt bekomme beziehungsweise sehe.

Die dargestellten Bilder stammen von der von mir verwendeten Withings WS-50 Waage. Withings wurde Anfang 2017 von Nokia übernommen, sodass aktuelle Geräte - in der Regel noch baugleich - mittlerweile unter dem Markennamen Nokia vertrieben werden.

Weitergehende Informationen
(Links auf www.meine-gesundheitshelfer.online / gig-links)
- Eine Übersicht über smarte Waagen finden Sie unter Meine-Gesundheitshelfer.Online / Smarte Waagen
- Smarte Waage Nokia Body Cardio bei Amazon
- Smarte Waage Nokia Body+ bei Amazon
- Smarte Waage Nokia Body bei Amazon
- Smarte Waage Tanita TD-953 bei Amazon

II.4 … für den Blutdruck

Smarte Blutdruck-Messgeräte

Den Blutdruck zu messen gehört seit Jahren zu meinen Routinetätigkeiten. Mal mehr, mal weniger regelmäßig (oder besser: diszipliniert) habe ich gemessen und früher in den jeweiligen kleinen Büchlein vom Transplantationszentrum auf Papier dokumentiert, welche Werte ich hatte. So gerne ich das „Papier zum Anfassen" mag (gerade je voller ein Blutdruckheft wird und man quasi anfassen kann, was man bereits an Messungen alles „geleistet" hat), finde ich dennoch die Auswertungsmöglichkeiten, die ich durch eine Computer-gestützte Dokumentation meiner Werte habe, praktischer und besser. Grafisch dargestellt sind Tendenzen und auch langfristige Entwicklungen leicht erkennbar – das hilft mir ein besseres Gefühl für meinen Blutdruck und damit auch für die Einstellung meiner Medikamente (zu wenig oder zu viel Blutdruck-senkende Mittel?) zu bekommen.

Zum Messen des Blutdrucks braucht man ein zum verwendeten Handy zusätzliches Gerät (für das Handgelenk oder den Oberarm). Dabei sind die Preise wie auch die Funktionalitäten breit gefächert. Bei den sogenannten smarten Blutdruckmessgeräten mit Datenspeicherung in der Cloud fangen die Preise in der Regel bei circa 50 Euro an.

Günstiger gibt es natürlich auch zahlreiche elektronische Blutdruckmessgeräte, die die Werte zwar detailliert auf ihrem Display ausgeben und in vielen Fällen auch mittlerweile mehrere Werte auf dem Gerät selber speichern. Allerdings – deshalb der Preisunterschied – sind diese Werte dann nicht automatisch auf einen Rechner oder in eine App zu übertragen, auszudrucken und können auch nicht grafisch dargestellt werden, sondern müssen von Hand abgeschrieben und dann auf Papier dem Arzt mitgebracht werden.

Man muss dabei die Werte manuell auf dem Display des Gerätes, auf dem meist nur ein Wert angezeigt wird, nachschauen und dann entsprechend der Anzahl der gespeicherten Werte vor und zurück in den Einzelwerten blättern. Das Heraussuchen von älteren Werten kann somit einiges an Zeit dauern und ohne einen eigenhändigen Übertrag in Excel sind Grafiken nicht realisierbar. Der Überblick geht verloren.

So stellt sich, je nach Anwendungsfall und Häufigkeit, gerade für Menschen mit Bluthochdruck und chronisch kranke Menschen die Frage, ob sie nicht mit der Mehrausgabe für ein smartes Blutdruckmessgerät, besser bedient sind.

Die dadurch mögliche automatische Speicherung der gemessenen Daten an einer Stelle mit Auswertungsmöglichkeiten zur eigenen Überwachung des Blutdrucks und zur Informationsweitergabe an den Arzt zur gemeinsamen Durchsprache ist aus meiner Sicht ein großer Mehrwert.

Anwendungsbeispiel: Einrichtung des Bluetooth-Blutdruckmessgerätes

Zur Messung des Blutdrucks nutze ich ein Bluetooth-Blutdruckmessgerät von Withings, das es mittlerweile von Nokia baugleich als BPM+ gibt, siehe Bild 2.5. Zur Einrichtung der Kopplung mit dem Handy oder Tablet muss das Gerät nicht angelegt werden, aber geladen beziehungsweise Batterien eingelegt sein. Mit einem Knopfdruck auf das Gerät oben am runden Zylinder sendet es ein Bluetooth-Signal aus, über das andere Bluetooth-fähige Geräte es sehen und erkennen können.

Dazu muss beim zweiten Gerät, mit dem das Bluetooth-fähige Blutdruckmessgerät gekoppelt werden soll, also das Handy oder Tablet, ebenfalls Bluetooth eingeschaltet sein. Sobald die Signale des Blutdruckmessgerätes empfangen werden, zeigt das Handy oder Tablet das Gerät (in diesem Fall von Withings) an und es kann mit einem Tastendruck als gekoppeltes Gerät auf dem Handy oder Tablet akzeptiert werden. Damit sind beide Geräte (Blutdruckmessgerät und Handy oder Tablet) miteinander verbunden.

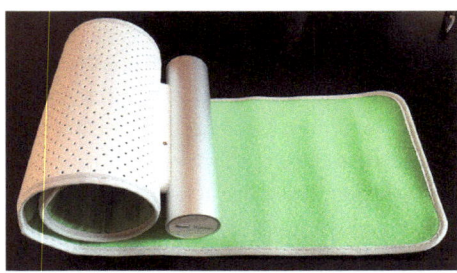

Bild 2.5: Smartes Blutdruckmessgerät von Withings

Zur Kommunikation der Daten und Sicherung der gemessenen Werte ist dann eine App vom Gerätehersteller des Blutdruckmessgerätes aus dem App-Store des jeweils passenden Betriebssystems für das Handy oder Tablet herunter zu laden. Auch hier gilt wie bei den smarten Waagen, dass zur richtigen Zuordnung der gemessenen und gespeicherten Daten eine Benutzerkennung auf der Cloud-Plattform des Geräteherstellers angelegt und verwendet werden muss.

Dies kann bei Verwendung mehrerer Geräte desselben Herstellers, wie bei mir der Waage und des Blutdruckmessgeräts von Withings, dann natürlich auch eine einzige Kennung sein, die für die Speicherung der Daten mehrerer Geräte verwendet wird.

Anwendungsbeispiel: Die Messung

Als erstes ist das Blutdruckmessgerät je nach Verwendungsart korrekt an das Handgelenk oder den Oberarm anzulegen, sodass die Messung gestartet werden kann. Sind die beiden Geräte, die über Bluetooth die Daten austauschen sollen, schon einmal miteinander gekoppelt worden, so startet man den Mess- und Aufnahmevorgang nun in der Regel einfach mit einem Knopfdruck auf dem Blutdruckmessgerät.

Das gekoppelte Gerät mit Verbindung ins Internet, also das Handy oder das Tablet, gibt eine Nachricht aus, dass das Blutdruckmessgerät durch den Tastendruck erneut erkannt wurde und kommunizieren möchte. Dies bestätigt beziehungsweise erlaubt der Nutzer auf dem Handy im Sinne von „ja, ich will messen und die Daten übertragen" und startet damit dann den eigentlichen Messvorgang. Die Manschette des Blutdruckmessgerätes pumpt sich auf und die Daten werden ermittelt.

Dabei gibt es verschiedene Möglichkeiten der Anzeige der gemessenen Werte. Bei meinem Withings Blutdruckmessgerät [5] gibt es beispielsweise kein eigenes Display. Startet man die Messung mit dem Knopfdruck auf dem Gerät, so wird auf dem gekoppelten Handy der Messvorgang als auch dann das Ergebnis angezeigt, siehe Bild 2.6 mit dem Ergebnis einer Messung.

Ein Nachteil bei Geräten mit der Kopplung über Bluetooth ist also die Voraussetzung, dass man – anders als bei mit einem WLAN verbundenen smarten Gesundheitshelfer – immer beide Geräte, das Handy oder Tablet und das smarte Gerät, in Reichweite haben und bedienen muss. Nur mit dem Bluetooth-Blutdruckmessgerät alleine kann man keinen Messvorgang starten. Es muss zwingend auf dem zweiten gekoppelten Gerät, dem Handy oder Tablet, die Speicherung und dafür die Kommunikation erlaubt und bestätigt werden.

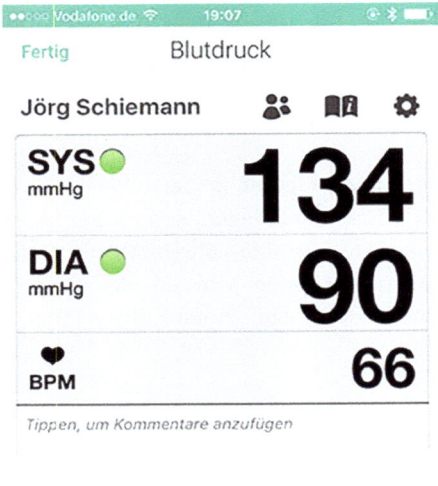

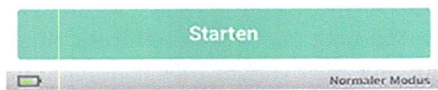

Bild 2.6: Anzeige gemessener Blutdruck

Anwendungsbeispiel: Die Auswertung

Meine Blutdruck-Verläufe schaue ich mir regelmäßig an, nutze sie aber auch zur Kommunikation mit meinen Ärzten. Diese haben meine in die Sprechstunde mitgebrachten Auswertungen ebenfalls stets intensiv durchgeschaut, mit mir durchgesprochen und mittlerweile auch als weitere Dokumentationen in meine „offizielle" Patientenakte aufgenommen.

Auch wenn es manchmal anfangs Kommentare wie „die farbliche Darstellung in der Grafik, welche Werte zu hoch und welche zu niedrig sind, hätte ich nicht gebraucht" gab, die abfällig wirkten – mit meiner Antwort „das liefert das Gerät automatisch beim Ausdruck mit" war auch das letztlich akzeptiert. Schließlich geht es – zumindest für den Arzt – um die Inhalte und nicht die Schönheit der Aufbereitung. Die Übersichtlichkeit der Auswertung ist im Endeffekt dann mir wichtiger als dem Arzt.

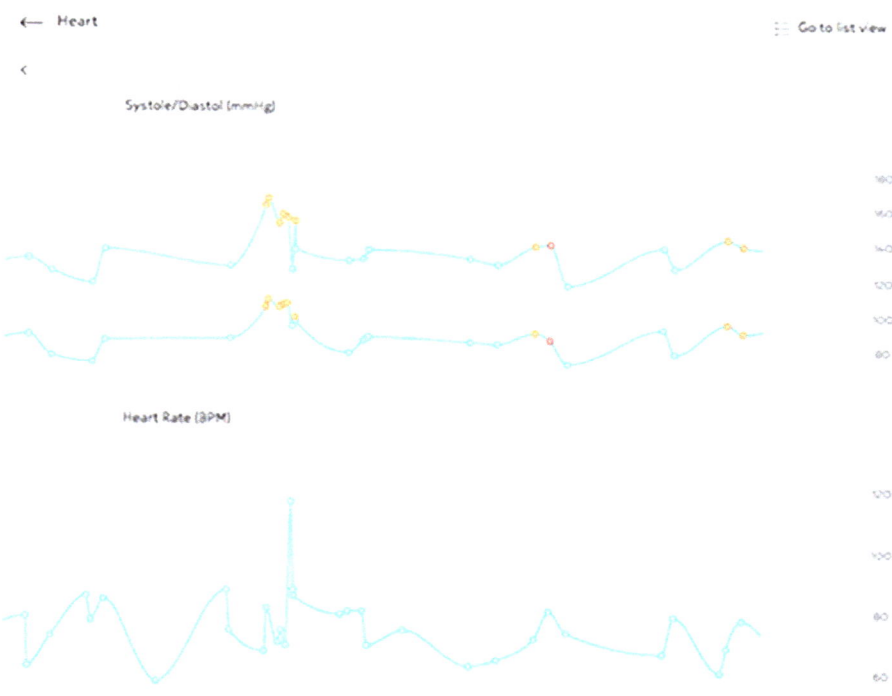

Bild 2.7: Blutdruck - Verlaufskurve

Die Auswertung ist auf verschiedene Zeiträume einstellbar, sodass ich selber kalibrieren kann, wie die Daten aussehen und Entwicklungen am besten grafisch erkennbar sind. Im obigen Bild 2.7 sind beispielsweise alle Messwerte des aktuellen Monats bis zum circa Monatszwanzigsten, dem zum Zeitpunkt des Ausdrucks aktuellen Datums, als Kurve dargestellt.

Weitere Auswertungsmöglichkeiten werden im Kapitel III.3: Nutzung von MyTherapy als Patientenakte vorgestellt.

Messgenauigkeit meines Blutdruckmessgerätes

Als ich kürzlich ein hochwertiges 24-Stunden-Blutdruckmessgerät von meinem Transplantationszentrum beziehungsweise Krankenhaus tragen musste, kam mir die Idee, die darüber aufgenommenen Werte mit meinem privaten

Blutdruckmessgerät zuhause zu vergleichen, um so die Qualität der Messungen des Withings Blutdruckmessgerätes [5] zu überprüfen.

Dabei ist mir klar, dass dies nur ein subjektiver Test ohne korrekte wissenschaftliche und technische Grundlagen beziehungsweise Laborbedingungen (oder auch nur ausreichend große Datenmengen) ist. Aber andererseits, was nutzt dem Endverbraucher ein Blutdruckmessgerät, dass unter idealen Bedingungen im Labor korrekt misst, wenn der Nutzer dann aber zuhause nicht diese idealen Bedingungen hat beziehungsweise das Gerät falsch anlegt oder verwendet und so „guten Glaubens" falsche Werte geliefert bekommt.

Es geht im folgenden also weniger um die theoretische Messgenauigkeit des Gerätes als vielmehr darum, wie man zu Hause als Laie Blutdruckwerte ermittelt und ob diese sich mit einem professionellen Gerät aus dem Krankenhaus vergleichen lassen und korrekt sind.

Entsprechend kurz und subjektiv fand der Test statt. Ich habe in drei morgendlichen Stunden jeweils alle 20 Minuten (der vom Krankenhaus vorgegebenen Intervalllänge zwischen den Messungen) die gemessenen Blutdruckwerte von dem Krankenhausgerät mit dem Withings Gerät [5] verglichen und die Ergebnisse im folgenden grafisch dargestellt und zusammengefasst

In Summe bin ich mit dem Ergebnis des Vergleichs sehr zufrieden. In Bild 2.8 sind die Messergebnisse vom Krankenhausgerät in blauer Farbe und die von meinem privaten Blutdruckmessgerät in gelber Farbe als Kurven für die Systole einander gegenüber gestellt. Es gibt einen Ausreißer bei insgesamt 10 Werten, das ist das zweite Messpaar um 6:37 Uhr. Ansonsten sehen die Kurven fast identisch aus – die größte Differenz (abgesehen von dem Ausreißer) beträgt 6 mmHg. Wenn man den Durchschnitt der Differenzen berechnet, dann kommt man inklusive dem Ausreißer auf 2,5% Abweichung zwischen beiden Geräten, ohne den Ausreißer sogar nur auf 1,6% Differenz. Eine Abweichung unter 5% wird in offiziellen Tests normalerweise akzeptiert – also voll bestandener Test vom Withings Bluetooth-Blutdruckmessgerät [5] für den oberen Blutdruckwert.

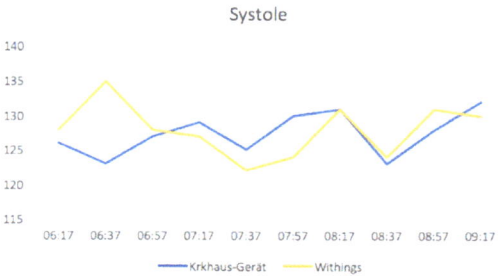

Bild 2.8: Vergleichskurven Systole

Ein nur geringfügig schlechteres Bild zeigte sich bei den Messwerten für die Diastole. Bei diesen Werten betrug die größte Differenz ebenfalls 6 mmHg zwischen dem geeichten Krankenhausgerät und meinem privaten Gerät. Insgesamt kann man diese Differenz auch bei der Diastole kaum als Ausreißer bezeichnen. Die Abweichungen als prozentualer Durchschnitt betragen aber (da die Höhe der Diastole mit rund 80 mmHg niedriger liegt als die der Systole mit rund 130 mmHg) 4,2%. Doch auch das reicht, dass in Tests die Differenz (da sie ebenfalls unter 5% liegt) akzeptiert werden würde und das Gerät den Test bestanden hätte.

Herzfrequenz-Test inklusive Apple Watch

In einem Test der Standford University schloß die Apple Watch unter den teilnehmenden smarten Gesundheitshelfern bei der Pulsmessung mit der geringsten Abweichung und somit im Test am besten ab. Da ich selber ja eine Apple Watch besitze und nutze, habe ich das zum Anlass genommen, bei der Herzfrequenz nicht nur die Werte der beiden Blutdruckmessgeräte zu vergleichen, sondern das Testfeld meines subjektiven Tests um die Apple Watch zu erweitern.

Wie man auf den ersten Blick in Bild 2.9 sieht, sind die Kurven – dieses Mal ganz ohne Ausreißer – überraschend deckungsgleich. Die Abweichungen betragen im Durchschnitt beim Withings Blutdruckmessgerät 2,6% [5], bei der Apple Watch 2,8% zum geeichten Krankenhausgerät. Beide Maße sind also deutlich unter der Toleranzgrenze von maximal 5%. Auch dass das Withings Blutdruckmessgerät [5] aufgrund der genaueren Messung am Oberarm eine geringere Abweichung als die Apple Watch am Handgelenk liefert, überrascht nicht. Generell sind am Oberarm genauere Messungen möglich.

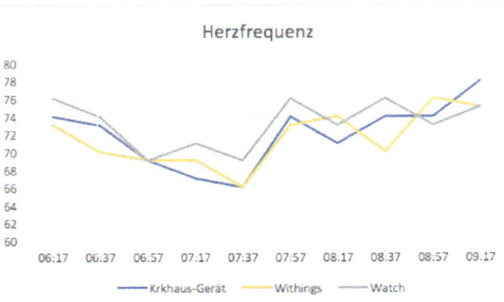

Bild 2.9: Vergleichskurven Herzfrequenz

Ich nutze mittlerweile seit einiger Zeit zahlreiche smarte Gesundheitshelfer und bin vom Mehrwert der Geräte überzeugt. Die Ergebnisse aus offiziellen Tests haben mich überzeugt, dass die Daten, die ich so erhalten in einem gewissen Maße belastbar sind.

Trotzdem habe ich immer betont, dass der wesentliche Wert für mich nicht aus den absoluten, konkreten Daten der Gesundheitshelfer kommt, sondern es durch die intuitive Nutzung als Endverbraucher wichtiger und richtiger ist, die Entwicklungen der gemessenen Werte zu beobachten. Im Sinne des Folgefehlers in der Schulzeit: einmal falsch gemessen, immer falsch gemessen, dann bleibt die Entwicklung der Werte trotzdem richtig, da in den Messungen immer derselbe Fehler enthalten ist. Dieser kleine persönliche Test hat mich nun überzeugt, dass auch die absoluten Werte, die mir zumindest das Withings Blutdruckmessgerät [5] und die Apple Watch liefern, belastbar und vertrauenswürdig sind!

Nutzen und Fazit

Als Gesundheitshelfer hat für mich das smarte Blutdruckmessgerät ganz klar die Priorität 1. Der Mehrwert durch die Darstellung dieses wichtigen Messwertes über die Zeit und die Genauigkeit der Daten – das sind für mich Gründe genug, es täglich zu nutzen.

Das wird verstärkt, wenn ich zu meinem Arzt komme und sehe, dass die – dann allerdings nur in besonderen Situationen – von mir mitgebrachten Ausdrucke der Blutdruck-Verlaufskurven Eingang in meine Patientenakte gefunden haben und nach unserer Durchsprache von ihm abgeheftet wurden.

Weitergehende Informationen:

(Links auf www.meine-gesundheitshelfer.online/gig-links)

- Eine Übersicht über smarte Blutdruckmessgeräte zur Messung am Handgelenk finden Sie unter Blutdruckmessgeräte für das Handgelenk
- Eine Übersicht über smarte Blutdruckmessgeräte zur Messung am Oberarm finden Sie unter Blutdruckmessgeräte für den Oberarm
- Artikel „Stanford University testet Fitnessarmbänder" auf Meine-Gesundheitshelfer.online
- Nokia BPM Blutdruckmessgerät bei Amazon

II.5 ... für die Bewegung

Fitnessarmbänder und smarte Uhren

Wenn es in der heutigen Zeit Geräte gibt, die spontan mit smarten Gesundheitshelfern in Verbindung gebracht werden, dann sind dies sicher die zahlreichen auf dem Markt befindlichen Fitnesstracker in Form von Armbändern oder smarten Uhren.

Schnell ersichtlich ist der positive Effekt der Aufzeichnung von Trainingseinheiten mit diesen Geräten im Hinblick auf Kondition und Vitalwerte. Ein großer Vorteil gerade der smarten Uhren, deren Funktion sie damit zu smarten Gesundheitshelfern macht, ist, dass sie insbesondere auch abseits von expliziten sportlichen Trainings verschiedene Daten, wie zum Beispiel Puls oder Bewegung, aufzeichnen. So können zurückgelegte Schritte und erklommene Stockwerke automatisch ermittelt und gespeichert werden. Damit können die Geräte nicht nur Sportlern für ihre Trainingseinheiten, sondern auch zur Prüfung des Mindestmaß an gesunder Bewegung für den normalen - und insbesondere älteren oder chronisch kranken - Menschen dienen.

Regelmäßige Bewegung ist wichtig, einfache (nicht notwendigerweise Hochleistungs-) Trainings helfen auch dem normalen Nutzer für seine Gesundheit und Fitness. Neben meiner Eigenmotivation "regelmäßig Sport zu treiben" wurde ich an meine Vorsätze durch die alljährliche Vorsorgeuntersuchung beim Kardiologen im letzten Jahr schmerzhaft daran erinnert.

Nun muss ich seit mehr als einem Dutzend Jahre regelmäßig zahlreiche Medikamente nehmen, die sich sicher auch auf meinen Allgemeinzustand und meine Fitness auswirken. Die schlechten Untersuchungsergebnisse (oberer Blutdruckwert bis 240 mmHg beim Belastungs-EKG) schob mein Kardiologe jedenfalls lediglich mangelnder Bewegung und dem fehlenden Sport zu.

Aber stimmt das so, werden der Blutdruck und der Puls besser (also nicht so hoch ansteigen), wenn ich regelmäßig meinen Körper belaste, das heißt trainiere? Der Kardiologe sagt, dass „ansonsten alles in Ordnung ist" und wir uns in einem Jahr zur nächsten Vorsorgeuntersuchung wiedersehen. Das war es, zumindest aus seiner Sicht, dann für die nächsten zwölf Monate.

Das war mir für meine Gesundheit zu wenig. Ich will nicht nur meine Fitness stärken und etwas für das Herz tun, sondern auch die Ergebnisse sehen und beobachten, ob beziehungsweise dass sich das auf Blutdruck und Puls auswirkt. Und das nicht erst in einem Jahr beim nächsten Belastungs-EKG.

Mit einem Handy, passenden Apps und auch einer Apple Watch sollte es leicht sein, dies zu überprüfen. Also beschloß ich zweistufig vorzugehen: zuerst einmal die Aufzeichnung von normaler Bewegung im Alltag zu starten und dann die Dokumentation und Beobachtung von regelmäßigen leichten Trainings wie Radfahren.

Anwendungsbeispiel: Normale Bewegung aufzeichnen

Apple Aktivitäten

Bei Apple werden gleich zwei Apps, die in Richtung Fitness und Gesundheit gehen, mit dem Betriebssystem iOS ausgeliefert und vorinstalliert, Apple Health und die Aktivitäten App.

Mit der Aktivitäten App ist Apple eine grafisch sehr ansprechende Lösung für das Tracking täglicher, normaler Bewegung gelungen. In drei verschiedenfarbigen, konzentrischen Kreisen werden die folgenden Bereiche, die über die Bewegungssensoren im iPhone und einer eventuellen Apple Watch des Nutzers aufgezeichnet werden, auf einen Blick übersichtlich in der App dargestellt:

- „Bewegung" (im äußeren Kreis) stellt das Tagesziel beim Kalorienverbrauch, bei mir aktuell auf 300 kcal voreingestellt, dar. Hier werden alle Aktivitäten, ob ein sportliches Training, ein kurzer Fußweg oder Treppen steigen als Aktivitätenkalorien gezählt und aufaddiert. Die Summe wird als roter Teilring angezeigt
- Unter „Training", als grüner Kreis in der Mitte dargestellt, werden automatisch anstrengendere Aktivitäten verstanden. Hier sind als generelles Tagesziel 30 Minuten Training, gegen die gemessen wird, voreingestellt. Dabei gilt nicht, dass für Aktivitäten, die hier gezählt werden, in der App explizit ein Training gestartet und gestoppt werden muss, sondern dass das iPhone oder auch eine vorhandene Apple Watch selbständig interpretieren, wann etwas als Training gezählt werden kann (laut Apple: „jede Minute von mindestens der Intensität eines schnellen Gehtrainings") und hier in Minuten aufaddiert werden kann
- Stehen in Stunden (Darstellung als blauer Kreis in der Mitte) misst die Anzahl der Stunden, in denen der Benutzer nicht nur (zum Beispiel am Schreibtisch) sitzt, sondern in denen er mindestens einmal aufgestanden ist. Als Ziel sind hier 12 Tagesstunden eingestellt

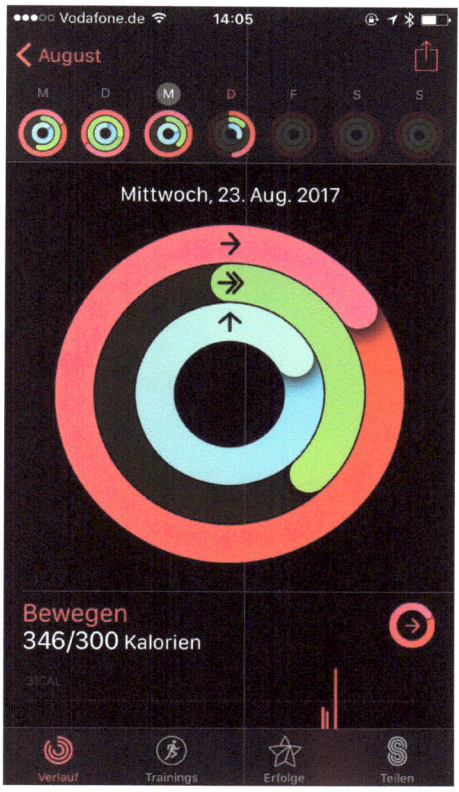

Bild 2.10: Apple Aktivitäten Übersichtsdarstellung

Je weiter der Kreis farbig dargestellt wird beziehungsweise geschlossen ist, desto mehr vom Tagesziel wurde in der jeweiligen Kategorie bereits erreicht. So hat man einen guten und schnellen Überblick, wie die Bewegung am aktuellen Tag aussieht und was für das Tagesziel noch fehlt. Auch die Übererfüllung des Ziels ist gut ersichtlich, siehe Bild 2.10. Der farbliche Kreis geht dann gut erkennbar über eine Runde hinaus.

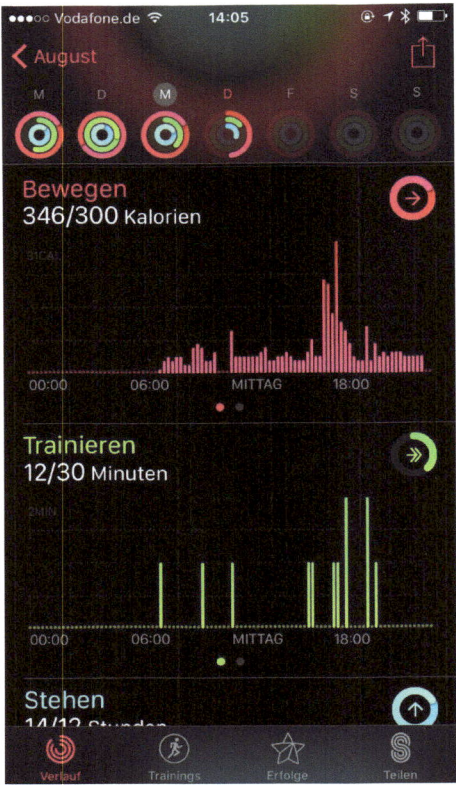

Bild 2.11: Detailinformationen Aktivitätskategorien

Blättert man weiter hinunter werden dann noch Detailinformationen zu den drei Kategorien grafisch gut aufbereitet dargestellt, siehe Bild 2.11:

- Das fängt mit der Balkengrafik für die Bewegung an, die anzeigt, wann am aktuellen Tag wie viele Kalorien verbraucht wurden. Wenn man in dieser Zeile nach rechts blättert (der kleine rote Punkt unter der Anzeige in der App signalisiert, dass es weitere Informationen gibt), werden die verbrauchten Aktivitäten- und Gesamtkalorien angegeben. Für die Gesamtkalorien werden dabei zu den Aktivitätenkalorien die Ruhekalorien addiert. Wie das genau berechnet wird, ist nicht direkt nachvollziehbar. Es werden wohl Gewicht, Alter, Geschlecht und wahrscheinlich Größe zur Berechnung verwendet. Erstaunlicherweise konnte ich einzelne Messungen nachvollziehen und als korrekt plausibilisieren. So war ich im Juli ein paar Tage im Krankenhaus und die App zeigte - bis auf einen Tag - einen Verbrauch von nur rund 1.500 kcal

Gesamtkalorien (bei jeweils 0 Aktivitätenkalorien) an. Einen Ausreißertag, den ich 24 Stunden wirklich liegend im Bett – ohne einmal aufzustehen – verbringen musste, identifizierte die App korrekt. Für diesen Tag zeigt sie mir auch tatsächlich einen Gesamtkalorienverbrauch von nur 250 kcal an

- Auch für Trainings zeigt eine Übersicht je Stunde an, wann die App anstrengendere Aktivitäten aufgezeichnet hat. Das sind durch die eigenständige Interpretation der App mehr als eben nur die explizit gestarteten Trainings. Blättert man nach rechts, so werden dann noch die Trainingsminuten und die insgesamt aktive Zeit am Tag als Zahlenwerte angegeben. Dabei scheint insgesamt aktive Zeit die Zeit zu sein, in der man nicht schläft
- Schließlich wird für jede Stunde des Tages angezeigt, ob man während dieser aufgestanden ist und gibt einmal die einfache Anzahl an Stunden mit und einmal ohne Stehphasen an

Die Ergebnisse einer Woche werden übersichtlich am oberen Rand mit der Anzeige aller Ringe je Wochentag dargestellt. Das kann der Nutzer sich dann auch für einen ganzen Monat darstellen lassen. Eine einfache Übersicht, wie aktiv man in der aktuellen Woche war, ist dadurch sehr einfach zu bekommen.

Ändern lässt sich übrigens nur das Bewegungsziel, alle anderen Ziele sind nicht vom Benutzer manuell einzugeben.

Ganz unten werden in der App als einfache Angabe von Werten die aktuelle Schrittzahl des Tages sowie die zurückgelegte Gesamtstrecke angegeben, siehe Bild 2.12.

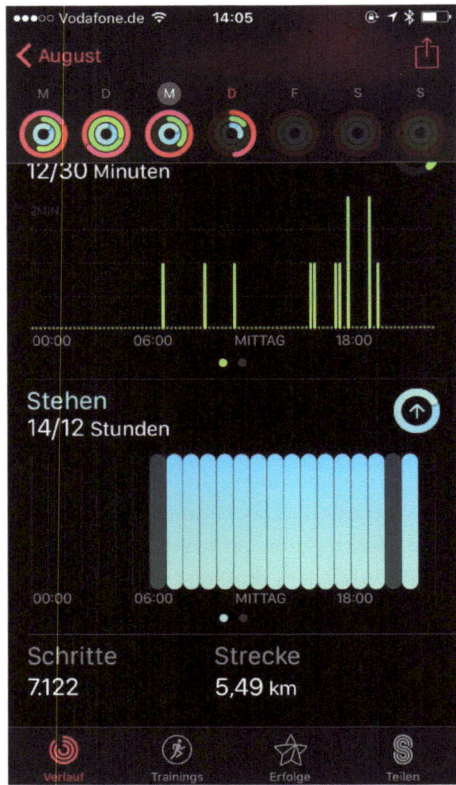

Bild 2.12: Schrittanzahl und Strecke

Nutzen und Fazit Apple Aktivitäten

Ich nutze die App gerne, da sie mir ohne jeglichen Aufwand einen einfachen Einblick in meine tägliche Bewegung bietet. Dabei sind für mich der Schrittzähler und die Darstellung der Bewegung insgesamt (als Kalorienverbrauch) die wesentlichen Indikatoren.

Eine korrekte und genaue Kalorienverbrauchs-Messung ist aktuell trotz technischen Fortschritts schwer bis nicht möglich. Diese Ungenauigkeit kennend, betrachte ich die Informationen mehr als generellen Indikator denn als wirkliche Anzahl verbrauchter Kalorien. Dazu gehört auch, dass zwar automatisch Trainingsminuten als anstrengendere Aktivitäten erkannt werden, aber die Interpretation für den Nutzer nicht klar und nachvollziehbar sowie fehlerbehaftet ist. Als Beispiel wurden bei mir aus 90 Minuten Rasen mähen lediglich zwischen 20 und 30 Minuten als Training interpretiert.

Leider, und das empfinde ich als ein weiteres echtes Manko, sind keine anderen Darstellungsmöglichkeiten dieser Daten abrufbar. Apple nutzt aus Gründen der Datensicherheit keine Cloudplattform zur Speicherung der Daten und somit gibt es auch keine Weboberfläche, die mehr Platz für bessere Visualisierungen bieten würde. Auch ein Versand der Daten aus der App heraus wird aktuell nicht angeboten, lediglich einzelne Ausschnitte können als Screenshots exportiert werden.

Trotzdem nutze ich die App und bewerte meine Bewegung über den Tag mit Hilfe dieser Indikatoren und ihrer mir bekannten Ungenauigkeiten.

Google Fit

2014 veröffentlichte Google für Android die App Google Fit, die oft als Alternative zu Apple Health dargestellt wird. Das geht nach meinem Verständnis aber auch heute noch an der Realität vorbei.

Google Fit ist, wie der Name sagt, auf Fitness und damit auf Bewegung, sportliche Trainingseinheiten und Ernährung, das heißt, insbesondere auch auf Kalorienaufnahme und -verbrauch, fokussiert. Darüber hinaus gehende gesundheitliche Aspekte wie Gewicht, Blutdruck oder auch Schlaftracking sind nach meiner Erfahrung aktuell noch schwer zu integrieren und liegen augenscheinlich nicht im Fokus. Insofern ist Google Fit eher als Android-Pendant zu Apple's Aktivitäten-App zu verstehen und nicht zu Apple Health.

Die Google Fit App

Die Google Fit App besteht im wesentlichen aus zwei Screens oder Bildschirmen, wenn man einmal von den Einstellungen und dem Hilfe/Feedback-Bildschirm absieht (das Menü wird über die drei horizontalen Striche links oben in Bild 2.13 aufgerufen):

- die **Startseite**: hier sind auf einen Blick die Daten des aktuellen Tages als Zusammenfassung zu sehen, siehe Bild 2.13. Enthalten sind in der Kopfzeile (von rechts nach links!) die am heutigen Tag bislang gelaufenen Schritte (2.925), die verbrauchten Kalorien (813), die in Kilometern zurückgelegte Strecke (1,8 km) und die Anzahl der mit Aktivitäten verbrachten Zeit in Minuten (32 min).

Darunter ist ein großer Kreis zu sehen, der den Fortschritt in Bezug auf das Ziel der täglichen Schrittanzahl darstellt. Dieses Ziel kann bei Google Fit übrigens vom Nutzer frei definiert werden, in der Abbildung sind 10.000 Schritte als Tagesziel voreingestellt. Einfarbig darunter sind die Kreise als Ergebnisse der erreichten Schrittanzahl in Bezug auf das tägliche Ziel für die letzten sieben Tage dargestellt. Im Bild ist allerdings nur ein Viertelkreis für den aktuellen Tag, Dienstag, ganz rechts zu sehen

- die **Zeitachse** (ohne Abbildung): hier werden, angefangen mit dem aktuellen Tag in die Vergangenheit hinein, alle von der App gesammelten Daten chronologisch dargestellt. Dies geschieht in einer einfachen Liste, in der dann beispielsweise unter dem heutigen Datum das heutige Gewicht und die Dauer der jeweils absolvierten Aktivitäten am heutigen Tag in Textform angegeben werden, bevor dann die Daten des gestrigen Tages und anschließend die der weiteren vergangenen Tage kommen. Tippt man auf einen der Einträge in der Liste, so erscheint eine Verlaufsgrafik der jeweiligen Daten, wenn man also beispielsweise auf das heutige Gewicht tippt, dann erscheint die Verlaufsgrafik des Gewichtes in der Vergangenheit.

Als Ziel können in Google Fit die Schrittanzahl, die Aktivitätsdauer, eine Distanz (für die Aktivität, in der das Ziel erreicht werden soll, also zum Beispiel für Joggen oder für Radfahren) und die Anzahl der zu verbrennenden Kalorien einzeln eingegeben werden. Die auszuwählenden Aktivitäten sind so zahlreich wie vielfältig und gehen von Aerobic und Auf Sand laufen bis zu Yoga, Zirkeltraining und Zumba.

Über den Menüpunkt Einstellungen können verschiedene Daten vom Nutzer, wie beispielsweise Geschlecht, Körpergröße oder Alter, eingegeben und auch weitere Apps, die Daten an Google Fit liefern, verknüpft werden. Das sind typischerweise Apps, die Daten von Fitnessarmbändern speichern und dann konsolidiert an dieser Stelle gesammelt werden können.

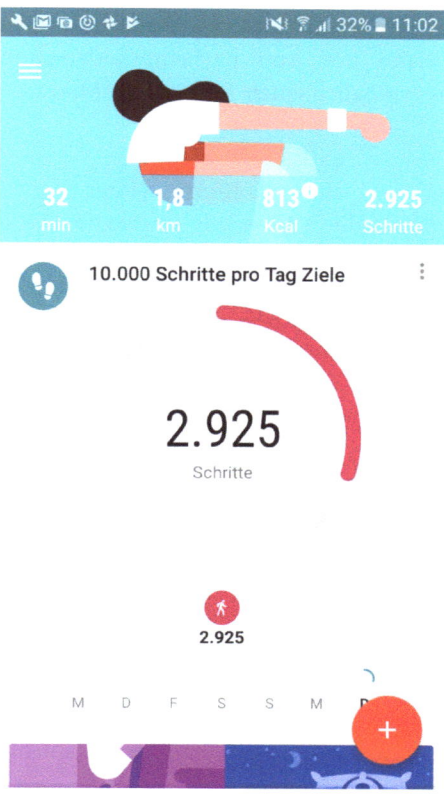

Bild 2.13 Google fit – Aktivitätenmessung

Die Weboberfläche

Die Möglichkeit, die in der App gesammelten Daten auch am Computer anschauen zu können, ist ein guter Ansatz. Dazu ist eine Cloud-Speicherung mit den entsprechenden Vor- und Nachteilen notwendig, aber dank des über einen Browser möglichen Abrufs kann oder, besser gesagt, könnte man für eine Vielzahl an Daten bessere Darstellungsmöglichkeiten nutzen.

Denn die Google Fit Oberfläche im Web überzeugt mich nicht – das beginnt schon mit der Startseite, auf der man jedes Mal „Google Fit herunterladen" auswählen muss, um zu seinem Account zu kommen. Als nächstes kann man zwischen Android und Web auswählen und wird bei entsprechender Auswahl von „Web" dann auf die Weboberfläche weitergeleitet. Heruntergeladen, wie man mit der ersten Auswahl bestätigt hat, wird allerdings nichts. Die eigentliche Weboberfläche, siehe Bild 2.14, ist dann der App nachempfunden und sieht – trotz der vielfältigeren Gestaltungsmöglichkeiten für größere Monitore – recht einfach und rudimentär aus.

Die Speicherung auf der Cloud-Plattform bildet die Grundlage für eine Zugriffsmöglichkeit über die Webseite www.google.com/fit. Viel bessere Darstellungen oder Übersichtsmöglichkeiten bietet der Webzugriff aber, wie gesagt, nicht. Als Vorteil bleibt der Zugriff von verschiedenen Geräten über den Browser auf die Daten – aber das reicht als einziges Argument der Datenspeicherung in der Cloud (ohne weitere Download-, Auswert-, Anzeigemöglichkeiten) reicht aus meiner Sicht nicht.

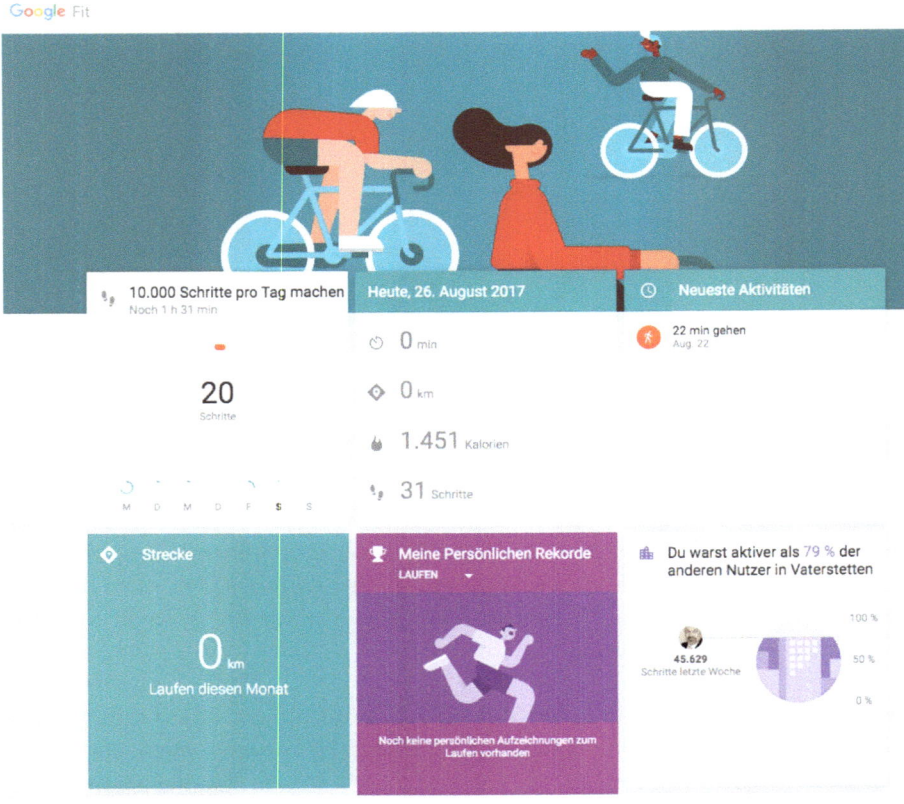

Bild 2.14: Google Fit - Weboberfläche

Verbundene Apps und smarte Geräte

In Google Fit können Informationen von (Stand Frühjahr 2018) knapp 50 Apps anderer Hersteller integriert werden. Das sind passend zum Fokus von Google Fit im wesentlichen Fitness-, Trainings- und Ernährungs-Apps. Wenn man einen Blick auf die mit der Google Fit App zu synchronisierenden Apps wirft (Link zur App-Übersicht ist am Ende des Artikels zu finden), so findet man alle wesentlichen Fitness-Apps wie Runtastic, Endomondo, Runkeeper, Under Armour oder Strava. Ich habe auch Apps gefunden wie „Sleep as Android" (Schlaftracking über das Handy) oder „Herzfrequenz und Pulsmessgerät" (per Messung über die Handykamera), die ohne zusätzliche Geräte nur mit dem Handy funktionieren.

Nokia ist mit seinen Health Geräten nach meiner Kenntnis der einzige Hersteller, dessen Geräte integriert werden können und aus dem Gesundheitsbereich (zum Beispiel mit der Messung von Gewicht oder Blutdruck) kommen. So kommen die auf der Startseite der App in Bild 2.15 dargestellten Werte zum Gewicht aus der Synchronisation meiner Withings Waage [5]. Ein Klick auf den Eintrag ermöglicht auch eine noch detailliertere Darstellung der Verlaufskurve.

Auf der Hilfeseite führt Google weiterhin aus, dass eine kontinuierliche Pulsmessung von Google Fit (inklusive der Darstellung der Messwerte) nur mit der LG Watch Sport oder der Huawei Watch 2 funktioniert.

Nutzen und Fazit Google Fit

Es wirkt wie ein erster Schritt, den Google hier in Richtung Health geht. Der Fokus liegt noch klar auf Fitness und Training sowie den Daten, die direkt über die Handys gesammelt werden (anstelle von umfangreichen Möglichkeiten über externe smarte Gesundheitshelfer). Mit der Speicherung der Daten auf der eigenen Cloudplattform hat Google die Grundlage für den Abruf und die Darstellung der Daten auf andere Geräte als dem Handy mit seinen beschränkten Darstellungsvarianten gelegt und bietet den Zugriff über Browser an. Aber das geht meiner Meinung nach nicht weit genug – die Möglichkeiten zur besseren Darstellung werden nicht genutzt und bleiben zu nah an der Ausgabe in der App auf dem Handy.

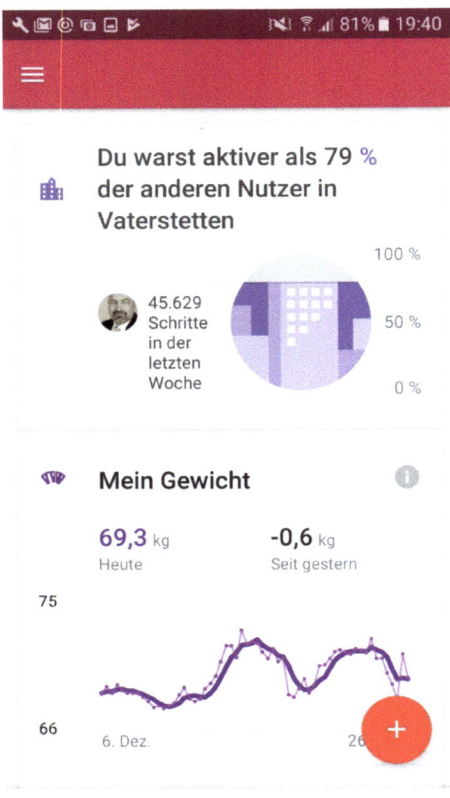

Bild 2.15 Google Fit - Integration andere Apps

Die Benutzeroberfläche finde ich zudem wenig intuitiv und inkonsistent. Den Bildschirm „Zeitachse" konnte ich nicht in der Webanwendung finden, auch die Übersicht über einzubindende externe Apps (die aktuelle Übersicht ist zu finden über die Hilfeseite) oder die Einstellung für die Synchronisation selber fehlen anscheinend in der Weboberfläche.

Auch wenn Google an anderer Stelle in das Thema Gesundheit investiert, so sind dies noch strikt getrennte Aktivitäten. Google Fit ist – soweit ich es bislang getestet habe – deshalb noch verbesserungsfähig.

Anwendungsbeispiel: Training aufzeichnen

Nach der Aufzeichnung von normaler Bewegung im Alltag beschloß ich, mich dann um die Dokumentation und Beobachtung von regelmäßigen leichten Trainings mit dem Fahrrad zu kümmern.

Um mit meinem iPhone und einer Apple Watch zu testen, ob ich selber Veränderungen an Puls beziehungsweise Herzfrequenz bei regelmäßiger, leichter Belastung beobachten kann, lud ich mir aus dem App-Store die App Endomondo, an deren Beispiel ich hier erkläre, wie die Aufzeichnung von Aktivitäten und einfachen Trainings funktioniert. Dabei verwende ich Endomondo hier stellvertretend für zahlreiche Apps auch anderer Hersteller, die genauso benutzt werden können.

Endomondo ist eine kostenlose App von Endomondo ApS, die für verschiedene Sportarten die Trainingsdauer, Zeit, Strecke und verbrauchte Kalorien aufzeichnet und zum amerikanischen Sportartikelhersteller Under Armour gehört.

Endomondo hatte ich ausgesucht, da mir insbesondere auch die einfache Nutzung der App auf der Apple Watch, für die es eine eigene App-Version gibt, gefällt. So höre ich beim Radfahren Hörbücher oder Musik und habe das Handy in einer Hülle beziehungsweise Tasche am Oberarm, was eine Bedienung von Apps direkt auf dem Handy schwer macht. Lautstärke und Start/Stop der Musik können über den Kopfhörer geregelt werden, während ich Start, Pause und Stopp der Trainingsaufzeichnung in Endomondo dagegen ganz einfach auf der Watch steuere.

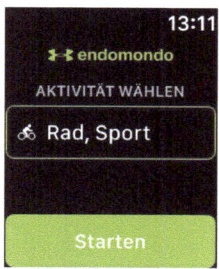

Bild 2.16: Startbildschirm Endomondo auf der Apple Watch

Nach dem Start der App wird auf der Apple Watch die Art des Trainings, also zum Beispiel Gehen oder Radfahren, angezeigt und der Nutzer kann mit dem Zahnrad der Uhr diese einfach ändern und auswählen, welche Sportart nun aufgezeichnet beziehungsweise gestoppt werden soll. Mit einem Druck auf den grünen Button „Starten", beginnt die Aufzeichnung, siehe Bild 2.16.

Während des laufenden Trainings bekommt man beim Blick auf die Uhr die bis dahin absolvierte Dauer (9 Minuten, 44 Sekunden), bislang zurückgelegte Distanz (0,68 km) und durchschnittliche Geschwindigkeit (13:44 Minuten pro km) angezeigt, siehe Bild 2.17. Rechts unten wird der aktuelle Pulsschlag, den die Uhr misst (115 Schläge in der Minute), ebenfalls angezeigt.

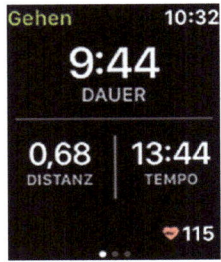

Bild 2.17: Anzeige Endomondo auf der Apple Watch während des Trainings

Wenn man am Zahnrad weiterdreht, erscheint am unteren Ende der Anzeige ein Button „Unterbrechen", mit dem man eine Pause oder das Ende des Trainings eingeben kann.

Für die Aufzeichnung sowie die Anzeige der wesentlichen Daten während und nach dem Training sind das schon die wichtigsten Funktionen, die alles abdecken, was notwendig ist.

Gesammelte Daten

Die über Endomondo gesammelten Daten stehen sowohl in der App selber als auch zentral auf der zugehörigen Cloud-Plattform zur Verfügung.

Die wesentlichen Ergebnisse können aber auch direkt nach dem Training sogar auf der Apple Watch angesehen werden. Hier werden analog dem Bild 2.17 nach dem Training ebenfalls die Dauer, die zurückgelegte Distanz und die durchschnittliche Geschwindigkeit angezeigt. Ergänzt wird dies durch – für meine Gesundheitsmotivation – folgende weitere wichtige und interessante Daten: die durchschnittliche Herzfrequenz und die verbrauchten Kalorien.

Beim Zugriff auf die Cloud-Plattform von Endomondo, der mit der App auf dem Handy oder über den Webbrowser (www.endomondo.de) möglich ist, werden weitere Daten wie zum Beispiel die gefahrene (oder bei Joggern gelaufene) Strecke auf einer Karte dargestellt, siehe Bild 2.18 (App-Ansicht).

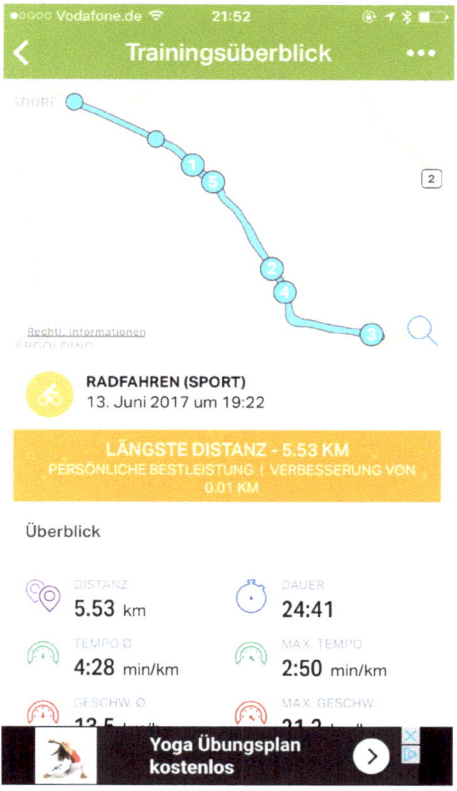

Bild 2.18: Endomondo Streckendarstellung in der App

Wenn man in der App dann weiter herunter blättert, wie in Bild 2.19 zu sehen, werden zahlreiche weitere Detaildaten des Trainings angezeigt. In Ergänzung zu bereits auf der Watch sichtbaren Daten wie Dauer (in diesem Beispiel: 24:41 Minuten) und Distanz (5,53 km) sind hier auch das durchschnittliche Tempo (4:28 Minuten) und das maximale Tempo (2:50 Minuten) für einen Kilometer angegeben, die durchschnittliche (13,5 km/h) und die maximal erreichte Geschwindigkeit (21,2 km/h) im Training und neben dem Kalorien- (162 kcal) auch der Flüssigkeitsverbrauch (0,31 Liter) des Gesamttrainings. Ferner wird auch der

Bereich, in dem sich mein Puls (gemessen mit der Apple Watch) bewegte, im Beispiel zwischen 90 und 152 Schlägen in der Minute, angegeben.

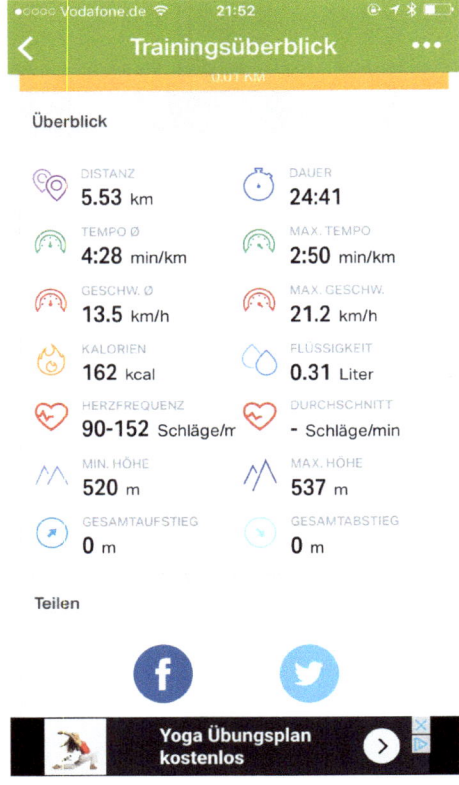

Bild 2.19: Endomondo - Darstellung Messwerte Training

Die Angabe vom Minimalwert 90 ist allerdings eher irreführend. Wenn man den in Endomondo angegebenen Pulsbereich mit den gemessenen Einzeldaten der Apple Watch selber vergleicht, könnte man feststellen, dass es sich hierbei um den Ruhepuls vor dem Training handelt und im Training selber Werte zwischen 139 und 152 gemessen wurden. Hier gilt es also genau aufzupassen, wann man mit der Aufnahme des Trainings startet, damit man keine falschen Schlußfolgerungen zieht.

Zwischenzeiten für einzelne Runden (beim Fahrradfahren zum Beispiel automatisch auf eine Strecke von jeweils einem Kilometer herunter gebrochen) werden bei Endomondo ebenfalls angezeigt wie die durchschnittliche Geschwindigkeit je Runde beziehungsweise Kilometer.

Wie in meinem Artikel „Stanford University testet Fitnessarmbänder" berichtet, sind die angegebenen Werte zu den verbrauchten Kalorien allerdings mehr oder weniger unbrauchbar oder zumindest mit großer Vorsicht zu geniessen. Etwas, was ich in Endomondo selber feststellen konnte: ohne wesentliche Veränderung von eingegebenen Daten wie Gewicht oder ähnlichem habe ich für ein und dieselbe Strecke (5,52 km) laut der Endomondo-App einmal 398 kcal und am Folgetag 162 kcal bei nahezu gleichen Trainingszeiten von 26:43 Minuten beziehungsweise 24:41 Minuten verbraucht. Ein zweifelhaftes Ergebnis.

Auswertungen

Was bedeutet das jetzt für die ursprüngliche Motivation, den Trainingsfortschritt nicht alleine an Trainingsdauer und -zeit auszumachen, sondern insbesondere den langfristigen Verlauf meines Pulsbereichs beim gleichmäßigen Training zu beobachten und zu vergleichen? Das war ja die ursprünglich aus dem Kardiologen-Besuch gekommene Motivation.

Leider kann man mit der kostenlosen Version dieser App keine automatischen Auswertungen oder Vergleiche zwischen verschiedenen Trainings machen. Jedenfalls nicht in der Form, wie ich es mir vorstelle. Ist die Antwort auf die Frage, ob zum Beispiel eine Strecke heute schneller als gestern zurückgelegt wurde, noch einfach abzulesen und zu interpretieren (quasi als Sichtvergleich der beiden Zeiten bei gleicher Strecke), so ist eine Entwicklung über eine längere Zeit nicht einfach zu erkennen.

Dabei habe ich keine speziellen Anforderungen, es würden mich erst einmal nur folgende Antworten interessieren:

- Bin ich heute im Training im Durchschnitt schneller (Geschwindigkeit und Zeit für die Trainingsstrecke) im Vergleich zu anderen Terminen, beispielsweise dem Beginn der regelmäßigen Trainingseinheiten nach der Winterpause vor 8 Wochen, gefahren?
- Insbesondere wichtig für jemanden, der das Training wegen der Puls-Beobachtung macht: ist der Bereich der Herzfrequenz während der Trainings über die Zeit gesunken, die Belastung für das Herz also geringer und habe ich so eine positive Wirkung für mein Herz und meine Fitness erreicht?

Durch ein kostenpflichtiges Update der App (aktuell im Frühjahr 2018: 30 US$ pro Jahr oder 5,99 US$ monatlich) können diese Funktionen allerdings gekauft werden.

So fällt mit einem Kauf auch die eingeblendete Werbung, die in den Bildern 2.18 und 2.19 zu sehen ist, weg. Auch sind dann mehrere Trainings miteinander zu vergleichen und eine Analyse der Herzfrequenz-Zonen, um die Intensität des Trainings zu analysieren, sind möglich.

Nutzen und Fazit

Grundlegende Fitnessdaten sind mit einem Handy und einer App oder einem Fitnessarmband schnell gesammelt. Um weitergehende gesundheitliche Informationen und detailliertere Vitalwerte zu interpretieren – um wie im Beispiel nicht bis zur nächsten Vorsorgeuntersuchung beim Kardiologen warten zu müssen –, reichen aber in der Regel die von kostenlosen Apps bereitgestellten Informationen und Auswertungen nicht aus.

Es gilt also, sich vor Anschaffung von Geräten und Verwendung einer der unzähligen Fitness-Apps genau zu überlegen, was man möchte, und zu ermitteln, was die konkreten Apps und smarte Gesundheitshelfer leisten können.

Weitergehende Informationen:
(Links auf www.meine-gesundheitshelfer.online/gig-links)
- Übersicht über Fitnessarmbänder: Meine-Gesundheitshelfer.online/Fitnesstracker
- App „Google Fit" im Google Play Store
- App „Endomondo" in Apple's iTunes Store
- „Endomondo" im Google Play Store
- „Stanford University testet Fitnessarmbänder" auf Meine-Gesundheitshelfer.online
- Übersicht über mit Google Fit synchronisierbare Apps im Google Play Store

II.6 ... für die Körpertemperatur

Smarte Fieberthermometer

Ich muss zugeben, dass smarte Fieberthermometer bislang nicht in meiner Wahrnehmung auftauchten. Selbstverständlich messe ich gelegentlich Fieber, aber wahrscheinlich wie die meisten Menschen, eher getrieben durch Unwohlsein oder bestimmte Auslöser, die mich dazu bringen, „aus Sicherheit mal schnell Fieber zu messen", denn regelmäßig zur Überwachung meiner Körpertemperatur. Gleichwohl kann eine erhöhte Temperatur natürlich ein Indiz für eine Entzündung oder mehr sein, was es in bestimmten Situationen sinnvoll macht, regelmäßig die Temperatur zu messen und die Entwicklung zu verfolgen.

Analog den anderen smarten Gesundheitshelfern gibt es auch Fieberthermometer verschiedenster Bauart, die ihre Messergebnisse an eine Handy-App oder auf eine Cloud-Plattform übertragen. Nutzen stiftet nicht die Speicherung und Darstellung der Einzelwerte, sondern insbesondere die aus mehreren Werten erkennbare Entwicklung der gemessenen Körpertemperaturen.

Die smarten Thermometer sind teilweise so ausgestattet, dass sie berührungslos messen oder gar am Patienten für einen längeren Zeitraum platziert werden können und ununterbrochen Daten, also die Körpertemperatur, übertragen. Durch die Digitalisierung der Werte kann bei Über- oder Unterschreiten eines Schwellwertes dann auch automatisch ein Alarm ausgelöst werden. Das ist gerade bei pflegenden Personen für Kinder oder bettlägerige Patienten sehr hilfreich, da sie nicht regelmäßig aktiv an die Messung denken und sie durchführen müssen, sondern sie alarmiert werden, wenn es Probleme gibt.

Spannend ist übrigens in diesem Zusammenhang eine kleine Geschichte bei der Einreise in China. In den letzten Jahren bin ich wiederholt beruflich nach Peking (Bejing) geflogen, einen der größten Flughäfen weltweit und insbesondere der wichtigste Umsteigeflughafen in der Volksrepublik China. Außer nach Shanghai, kommt man in die meisten großen Städte in China am besten mit einem Inlandsflug ab Bejing, was den Flughafen als großes Einfallstor ins Reich der Mitte qualifiziert.

Tatsächlich habe ich es am Anfang, ich glaube, es war zur Zeit der Hühnergrippe, erlebt, dass vor der Passkontrolle an bestimmten verengten Stellen, durch die alle (Ein-) Reisenden mussten, chinesische Beamte standen, die mit verschiedenen Geräten aus der Ferne die Körpertemperaturen der Reisenden beobachteten und bei einer Auffälligkeit (erhöhte Temperatur) auch ein, zwei Mal Reisende aus dem

Fluß zur Passkontrolle hinaus baten. Ähnlich den Sicherheitsscannern nutzt nach meiner Wahrnehmung der Flughafen heute Geräte, durch die die Fluggäste bei der Einreise gehen und die automatisch Alarm schlagen, wenn eine erhöhte Körpertemperatur und damit die Gefahr einer Infektion oder Entzündung vorliegt. Hier wird also eine berührungslose, smarte Körpertemperatur-Messung sogar schon durch fremde Personen vorgenommen!

Ebenso wie beim Gewicht mit smarten Waagen oder beim Blutdruck mit smarten Blutdruckmessgeräten ist für eine genaue Messung der Körpertemperatur heute noch ein smartes Fieberthermometer, notwendig. In naher Zukunft kann man sich viele verschiedene Lösungen vorstellen, bei denen Temperatursensoren eingebaut sind und ihre Arbeit zur Temperaturmessung verrichten. Tests für Kopfhörer mit eingebauten Temperatursensoren sind bereits gestartet.

Für ein ordnungsgemäßes Thermometer gelten dabei konkrete Richtwerte. So muss der Messbereich von mindestens 35 °C bis 42 °C bei einer Auflösung von 0,1 °C sichergestellt sein, und es muss bei der Messung die Maximaltemperatur ermittelt und als Ergebnis angezeigt werden.

Als smartes Fieberthermometer habe ich mir für einen Test das Withings Thermo [5] zugelegt, von dem auch die folgenden Fotos und der Bericht stammen. Eine automatische Speicherung der gemessenen Temperaturen über WLAN in der Cloud-Plattform von Withings [5] ist ausschlaggebend zur Einordnung als smarter Gesundheitshelfer. Darüberhinaus war die für die Messung verwendete neue Technologie für mich ausschlaggebend, mich mit dem Withings Thermo [5] intensiver auseinanderzusetzen.

Bei der Bewegung mit dem Thermometer über die Stirn des Patienten wird dabei der über die Schläfenarterie ermittelte punktuelle Temperatur-Höchstwert ermittelt. Unter dem Namen HotSpot Sensor™ Technologie verwendet das Withings Thermo [5] dazu 16 Infrarot-Sensoren, die mit mehr als 4.000 Messungen den heißesten Messpunkt ermitteln. Das kann vollkommen hygienisch geschehen, da nicht einmal die Stirn selber und damit der Körper – im Vergleich zu althergebrachten Methoden der Temperaturmessung im Ohr oder unter den Achseln – berührt werden müssen.

Das Withings Thermo [5] nutze ich exemplarisch. Auch von anderen Herstellern, zum Beispiel Philips, gibt es smarte Fieberthermometer.

Anwendungsbeispiel: Die Installation

Die Installation des smarten Thermometers ist sehr einfach. Man lädt als erstes die App „Withings Thermo" aus dem jeweiligen App-Store [5] herunter. Auch wenn man das Thermometer mit einer gegebenenfalls bereits genutzten „Withings Health Mate" App als „neues Gerät" verbinden will, kommt von dieser App der Hinweis, dass man für das Fieberthermometer eine eigene App, eben die „Withings Thermo" App, benötigt. Diese führt einen dann durch die Installation und erklärt, wie die Messung funktioniert.

Im Wesentlichen wird man – allerdings braucht man dafür bereits ein Withings-Konto oder muss ein neues Konto dafür auf der Cloud-Plattform anlegen – für die Installation gebeten, acht Sekunden lang die (einzige) Taste auf dem Withings Thermo zu drücken. Dann erscheint auf dem Thermometer die Anzeige „Setup" und das Gerät sendet Signale, mit denen es im nahen Umkreis erkannt wird.

Anschließend wählt man in der Withings Thermo App auf dem Handy das Gerät Withings Thermo, das nun dort angezeigt wird, aus und kann zwischen der Anbindung des Thermometers über das auf dem Handy mit der App bereits verwendete WLAN („Schnelleinstieg"), ein anderes WLAN oder Bluetooth auswählen. Damit ist die Installation fertig.

Anwendungsbeispiel: Die Temperaturmessung

Die Fiebermessung selbst ist einfach, bequem und extrem schnell. Man hält das Withings Thermo vor die Stirnmitte (bis zu 1 cm entfernt) oder setzt es auf die Haut auf und führt es dann langsam in einer waagerechten Linie von der Stirnmitte bis zum Haaransatz. Fertig.

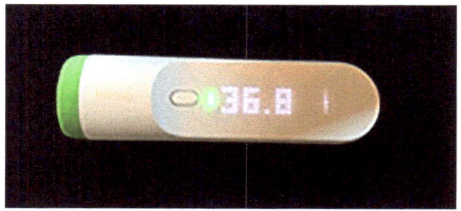

Bild 2.20: Withings Thermo – Temperaturmessung

Das Ergebnis wird auf dem Gerät selber, wie auf Bild 2.20 zu sehen ist, angezeigt (im Beispiel 36,8 Grad Celsius). Die Punkte auf der rechten Seite des Displays (neben beziehungsweise hinter der Temperatur) zeigen die Möglichkeit an, die Daten zu speichern. Mit dem Wischen der Punkte kann man die verschiedenen gespeicherten Benutzer des Withings Thermo, die auf der Cloud-Plattform eingegeben wurden, durchblättern, siehe beispielsweise der auf Bild 2.21 auf dem Thermometer angezeigte Benutzername Jorg. Durch einen erneuten Druck auf die Taste des Withings Thermo wird dann die Temperatur in der App dem ausgewählten Benutzer zugeordnet und in der zugehörigen Plattform mit Datum und Uhrzeit gespeichert.

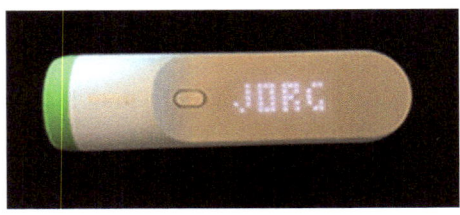

Bild 2.21: Withings Thermo – Benutzername

Zusätzlich wird aufgrund der Benutzerkennung, sofern für den Benutzer das Geburtsdatum auf der Plattform hinterlegt wurde, eine altersabhängige Einschätzung der Temperatur gegeben. Dabei wird zwischen den Altersgruppen (a) 0 bis 3 Monate, (b) 3 bis 36 Monate und (c) über drei Jahre unterschieden. Diese ermittelte Temperatureinschätzung wird auch direkt auf dem Fieberthermometer mit der gemessenen Temperatur angezeigt, siehe das grüne Licht im Bild 2.20, das anzeigt, dass keine erhöhte Temperatur oder gar Fieber vorliegt.

Verwendet werden kann das Withings Thermo auch ohne Speicherung der Daten in der Cloud, zum Beispiel in dem man die gemessene Temperatur einfach keinem Nutzer zuordnet – dann ist es ein zwar teures, aber dank der schnellen einfachen Messung durchaus bequemes Fieberthermometer.

Messgenauigkeit meines smarten Fieberthermometers

Wie aber sieht es bei dieser simplen und bequemen Messmethode – das Gerät wird ja nur einfach auf oder über die Stirn in der Mitte gehalten und dann nach rechts oder links bis zur Schläfe geführt – mit der Genauigkeit und Verlässlichkeit der gemessenen Werte aus?
Analog dem Blutdruckmessgerät, siehe Kapitel II.4 "Ergänzung: Messgenauigkeit meines Blutdruckmessgerätes", wollte ich zuhause, subjektiv für mich

herausbekommen, wie genau und richtig die Werte sind, die ich mit dem smarten Fieberthermometer messe.

Dabei muss man bei den Messungen mit dem Withings Thermo beachten, dass sich laut Bedienungsanleitung für korrekte Messungen, das Fieberthermometer und der Benutzer mindestens 10 Minuten in demselben Raum (aufgrund der umgebenden Raumtemperatur) aufhalten müssen, bevor gemessen wird. Erst dadurch wird laut Bedienungsanleitung sichergestellt, dass korrekte Werte ermittelt werden.

Dies entsprechend beachtend habe ich über mehrere Tage Messungen vorgenommen, bei denen ich dann die Werte bei gleichzeitiger Messung von einem Quecksilber-Thermometer aus der Apotheke und dem Withings Thermo verglichen habe. Meine Erwartung: beide Fieberthermometer liefern nahezu gleiche Werte.

Es handelte sich um einen subjektiven, auf einer kleinen Stichprobe beruhenden Test. Dennoch war das Ergebnis für mich überraschend und in Summe – schlecht!

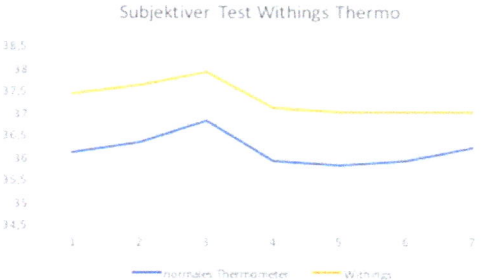

Bild 2.22: Vergleichskurven Fieberthermometer im subjektiven Test

Das Withings Gerät zeigt (zumindest in meinem Fall) konstant eine um ein Grad höhere Temperatur als das normale Fieberthermometer an, siehe Bild 2.22. Rechnerisch eine Abweichung von 3% auf den Gesamtwert (bei einem Grad Abweichung von 37 Grad), aber gerade bei einem Bereich von 36 bis 42 Grad, um den es geht und auf den die Messwerte bei der Körpertemperatur mehr oder weniger beschränkt sind, ist das eine Ungenauigkeit, die mich die weitere sinnvolle Nutzung anzweifeln lässt.

Testergebnisse von Instituten oder in Zeitschriften sind Mangelware. Ich habe insgesamt zwei Tests gefunden, in denen das Withings Thermo enthalten ist.

▪ Die Zeitschrift Android 4/2016 zieht das Fazit „Nicht nur, dass dieses Messgerät binnen zwei Sekunden die Körpertemperatur präzise ermittelt, es vermag das auch lediglich über eine sanfte Berührung der Schläfe zu leisten." Allerdings liegt der Schwerpunkt der Zeitschrift Android nicht auf der Evaluierung der Genauigkeit von medizinischen Produkten und ob Vergleichsmessungen mit anderen Fieberthermometern stattgefunden haben, um die Belastbarkeit der vom Thermo gelieferten Werte zu ermitteln, bleibt offen.

- Auch der Schwerpunkt der Zeitschrift SFT (Spiele Filme Technik), in deren Ausgabe 9/2016 über das smarte Fieberthermometer berichtet wird, liegt eher auf den technischen Funktionen von Geräten und nicht auf der Genauigkeit. So heißt es im Bericht über das Withings Thermo „Diese Form der Temperaturmessung wird von Medizinern als recht unzuverlässig angesehen. Für eine schnelle Einschätzung reicht dies zwar, bei Fieberverdacht sollte man zur Sicherheit aber noch einmal rektal nachmessen."

Insofern konnte ich keinen belastbaren Test zur Genauigkeit und Zuverlässigkeit der gemessenen Werte finden.

Neben der Bequemlichkeit der Messung ist aus meiner Sicht einzig die Konstanz der Abweichung als „positiv" zu bewerten. In nahezu allen Messungen konnte ich das Ergebnis des Quecksilber-Thermometers durch die Reduktion der vom Withings Thermo angezeigten Temperatur um ein Grad mehr oder weniger genau errechnen.

Aufgrund der einfachen Handhabbarkeit werde ich zukünftig wahrscheinlich mit dem Withings Thermo bei Bedarf eine Indikation zu meiner Körpertemperatur messen. Sollte das Gerät dann jedoch 38 Grad oder mehr anzeigen, würde ich eine weitere Messung mit dem Gerät aus der Apotheke machen, um meine „wirkliche" Körpertemperatur zu ermitteln – zugegebenermaßen ein fragwürdiges Vorgehen. Aber in Summe finde ich die Genauigkeit vom Withings Thermo enttäuschend und werde mich einstweilen nicht darauf verlassen.

Nutzen und Fazit

Schade. Das Withings Thermo ist ein fortschrittliches Schläfenthermometer, das vor allem auch durch seine einfache und bequeme Nutzung überzeugen kann. Besonders hilfreich ist diese Art der Fiebermessung natürlich bei kleinen Kindern, da sie sehr schnell und einfach erfolgt. Für diese gelten andere beziehungsweise unterschiedliche Maßstäbe, was die Temperatureinschätzung angeht, deshalb ist die farbliche Anzeige, ob normale oder erhöhte Temperatur oder Fieber vorliegt, sehr hilfreich.

Auf der Webseite vom Hersteller findet man die Freigabe durch die amerikanische Food and Drug Administration (FDA) und für Europa das CE-Zeichen, was dazu führt, dass Withings angibt, dass das Thermo „so die weltweit höchsten Standards für medizintechnische Geräte [erfüllt]."

Aufgrund meiner eigenen Erfahrungen bezüglich der Genauigkeit und Belastbarkeit der gelieferten Temperaturen kann ich einen Einsatz als alleiniges Fieberthermometer aber nicht empfehlen.

Ausblick

Die Ablösung des klassischen Fieberthermometers ist in vollem Gange – es gibt smarte Lösungen in den verschiedensten Formen, die auch zusätzliche Funktionen anbieten.

Eine insbesondere für Kinder weite Verbreitung findende Variante der Fiebermessung findet zum Beispiel über Pflaster statt, die mit entsprechenden Sensoren beim Patienten (für einen bestimmten Zeitraum, zum Beispiel 24 Stunden) – oft unterhalb der Achsel –angebracht werden. Die angebrachten Sensoren messen die Temperatur regelmäßig und übermitteln die Daten direkt per WLAN auf eine Cloud-Plattform oder machen dies indirekt über Bluetooth erst an das Handy und dann in die Cloud.

Eine weitere Variante ist ebenfalls im wesentlichen für Babys geeignet und anscheinend mehr im angelsächsischen Raum und weniger in Deutschland verbreitet. Hierbei findet die Messung der Körpertemperatur mit einem Armband-ähnlichen Thermometer, das am Oberarm angebracht wird und in der Regel ebenfalls die gemessenen Temperaturdaten an eine Handy App oder auf eine Cloud-Plattform des jeweiligen Anbieters sendet, statt.

Der Vorteil solcher Anwendungen liegt auf der Hand: es können Entwicklungen beziehungsweise Zeitreihen ausgewertet werden und bei Überschreitung bestimmter Grenzwerte können pflegende oder betreuende Angehörige automatisch alarmiert werden, die nicht manuell in regelmäßigen Abständen aktiv die Messungen vornehmen müssen.

Weitergehende Informationen:
(Links auf www.meine-gesundheitshelfer.online/gig-links)

- Eine Übersicht über smarte Fieberthermometer finden Sie unter Meine-Gesundheitshelfer.online/Fieberthermometer
- Nokia Thermo bei Amazon

II.7 ... für die Zahnreinigung

Smart beginnt bei der Zahnputzdauer

Elektrische Zahnbürsten gehören wohl zu den ältesten (wenngleich nicht smarten) Gesundheitshelfern. Anstatt manuell mit möglicherweise unterschiedlichem Druck an verschiedenen Stellen zu putzen, ermöglicht es die elektrische Zahnbürste seit langem die eigene Handhaltung und den unterschiedlichen Druck zumindest ein wenig auszugleichen.

Bei der langen Historie der rein elektrischen Zahnbürste – die erste kam 1963 auf den Markt – liegt es nahe, dieses Gerät mit einer Möglichkeit, Daten vom Putzvorgang zu sammeln und zu senden, auszustatten. Im einfachen und am weit verbreitetsten Fall ist das die bloße Zahnputzdauer, die die Bürste misst und anzeigt oder an ein Handy sendet. Gleichwohl dies nur ein sehr einfacher Indikator ist und wenig über die Qualität aussagt, ist sie solcherart ausgestattet schon als einfacher smarter Gesundheitshelfer anzusehen.

Für bestimmte Erkrankungen sind jegliche Entzündungen im Körper gefährlich – und eine der Schwachstellen, wo es leicht zu Entzündungen kommen kann, sind die Zähne. Doch dieses ist eine Schwachstelle, die durch regelmäßige Pflege relativ einfach in den Griff zu bekommen ist, wodurch auch gefährlichen Entzündungen vorgebeugt werden kann. Insofern macht die Unterstützung durch eine smarte Zahnbürste auf den ersten Blick durchaus Sinn.

Tatsächlich ist die Weiterentwicklung der einfachen Datensammlung und -auswertung bei Zahnbürsten zu Gesundheitszwecken aber noch nicht viel weiter vorangeschritten. Einen ersten Ansatz, in welche Richtung es gehen kann, zeigt die Oral-B 9000 Genius, deren Funktionsweise hier näher betrachtet wird.

Aktueller Stand: Smarte Zahnbürste mit Handykamera

Die Neuheit der Oral-Zahnbürste ist ein in die Zahnbürste eingebauter Sensor sowie die Kopplung mit dem Handy, dessen Kamera das Gesicht beziehungsweise den Mund beim Zähneputzen aufnimmt. So stoppt die Oral-B 9000 Genius nicht nur die Dauer der gesamten Zahnreinigung, sondern misst sie vielmehr detailliert für sechs verschiedene Bereiche im Mund einzeln, die obere und untere Zahnfront sowie die linke Mundhälfte und rechte Mundhälfte jeweils oben und unten.

Dem Benutzer soll damit nicht nur signalisiert werden, dass er genügend lange Zähne geputzt hat (oder eben auch nicht), sondern es wird auch ausgewertet, ob dies für alle Bereiche ausreichend passiert ist. Basierend auf den Erkenntnissen, dass Rechtshänder rechts unten am wenigsten putzen, will Procter & Gamble den Nutzer mit der Zahnbürste unterstützen, dies gleichmäßiger und somit besser als bisher zu tun.

Eine wahrscheinlich gute Idee – das größte Manko dabei ist leider, dass der Sensor in der Zahnbürste alleine nicht ausreicht. Die Zahnbürste muss sich mit der App auf dem Handy zur Messung verbinden und dieses muss mit einer Halterung so an der Wand oder am Badezimmerspiegel befestigt werden, dass mit der (Front-) Kamera die Zahnbürste und der Mund während des Putzvorganges stets im Bild sind.

Das bedeutet Disziplin – kein Herumgehen oder größere Bewegungen für die gesamte Zeitdauer des Zähneputzens. Sollte trotz der entsprechend dafür eingehaltenen Position dann die Hand zwischen Mund und Zahnbürste auf der einen und die Handy-Kamera auf der anderen Seite kommen, verliert die App die Orientierung und bricht die Messung ab.

Das klappt bislang laut Tests von Technik-Zeitschriften wie c't und Connect nur halbwegs gut, zeigt aber, wohin die Entwicklung in der Zukunft geht. Zur Motivation, sich nicht zu sehr zu bewegen, kann die App auf dem Handy während des Zahnputzvorgangs dafür Nachrichten, Videos oder ähnliches abspielen und den Nutzer sozusagen vom Herumgehen ablenken.

Auf der Zahnbürste selber können die Daten von bis zu 30 Putzvorgängen gespeichert werden, die bei Kopplung mit dem Handy in die App geladen werden. Dabei können durch Anlage eines Kontos bei Procter & Gamble die Daten auch online auf der zugehörigen Cloud-Plattform abgelegt werden.

Procter & Gamble betont, dass der Zahnarzt sogar ein auf die individuellen Problemstellen des jeweiligen Patienten entwickeltes Programm erstellen und auf die Zahnbürste laden kann, sodass eine personalisierte Zahnputzbetreuung erfolgen kann.

Ausblick

Anfang 2017 hat das französische Startup Kolibree mit der smarten Zahnbürste Ara erstmals eine Variante herausgebracht, die auf die Handy-Kamera verzichtet. Die Ara hat Lage- und 3D-Beschleunigungssensoren und soll durch einen selbstlernenden Algorithmus erkennen, ob der Nutzer die Zahnbürste richtig hält.

Daten wie die geputzten Regionen bis auf den einzelnen Zahn hinunter gebrochen und die Dauer werden per Bluetooth auf die zugehörige Handy-App gesendet.

Die Firma Onvi mit ihrer Zahnbürste Prophix wiederum hat eine Zahnbürste mit einer eingebauten 10-Megapixel-Kamera am Putzkopf angekündigt. Damit sieht man Livebilder aus seinem Mund beim Putzen und kann Fotos machen. Eine gewöhnungsbedürftige Ansicht, deren Mehrwert ich für den Arzt sehe, für den Nutzer der Zahnbürste eher nicht.

Allerdings gibt es augenscheinlich Probleme bei der Einführung der Prophix. Zum jetzigen Zeitpunkt kann man die Zahnbürste auf der Webseite nur vorbestellen, aber nicht kaufen, während gleichzeitig darauf hingewiesen wird, daß die Prophix nicht mit den iPhones 7 und 8, sondern nur mit den älteren iPhones 5 und 6 kompatibel ist. Auch der ursprünglich angekündigte Termin der Markteinführung ist schon lange verstrichen.

Nutzen und Fazit

Eine Zahnbürste in Verbindung mit einer vor dem Putzen auszurichtenden Handy-Kamera oder sogar einer in die Zahnbürste eingebauten eigenen Kamera sind aktuell noch eher Spielzeuge für Technikfans als hilfreiche smarte Gesundheitshelfer. Alleine die Zeit für die notwendige Einrichtung der Utensilien vor dem Zahnputzvorgang dürfte viele Nutzer davon abhalten, die Oral-B 9000 konsequent zu nutzen.

Da ist es momentan einfacher und bequemer, von elektrischen Zahnbürsten die reine Zahnputzdauer messen zu lassen und dabei diszipliniert und nach Selbsteinschätzung keinen Mundbereich zu kurz kommen zu lassen. Tatsächlich ist auch auf der Webseite der Oral-B eine der wesentlichen Begründungen für den Kauf die automatische Messung der Zahnputzdauer. Aber das geht auch einfacher!

Weitergehende Informationen:
(Links auf www.meine-gesundheitshelfer.online/gig-links)
- Eine Übersicht über smarte Zahnbürsten finden Sie unter Meine-Gesundheitshelfer.online/Zahnbürsten
- Oral B-9000 Genius bei Amazon
- Webseite der smarten Zahnbürste Kolibri Ara
- Kolibri Ara bei Amazon
- Webseite der smarten Zahnbürste Onvi Prophix

III. Den ganzen Mensch im Blick - die Patientenakte

III.1 Motivation für eine Sammelstelle aller Gesundheitsinformationen

Lassen Sie mich zur Einleitung eine kleine Geschichte erzählen. Sie hat sich Anfang des Jahres 2017 wirklich so ereignet.

Am letzten Januar-Wochenende wurde ich im Allgäu in ein Krankenhaus eingeliefert. Was sich am Tag der Einlieferung zur Erfassung meiner Daten abspielte, war schon anstrengend, aber es sollte noch besser kommen. Doch der Reihe nach…

Nach dem Hausbesuch des Notdienst-Arztes in meinem Hotelzimmer wurde ein Transport, der mich in das nächstgelegene Krankenhaus brachte, organisiert. Auf der Fahrt interviewten mich die Sanitäter nach etwaigen Vorerkrankungen und den Medikamenten, die ich einnehmen muss. Ich war positiv überrascht, dass dies direkt in einen an Bord befindlichen Tabletcomputer eingetragen wurde. Das sah modern aus und ich erwartete, dass diese Daten dann automatisch im Ziel, das heißt, dem Krankenhaus, in das die Fahrt ging, übertragen und somit den Ärzten und Krankenschwestern vorliegen würden.

Das war allerdings leider nicht der Fall – oder wenn dem so war, so wurden sie nicht wiederverwendet. In der Notaufnahme musste ich nämlich erneut meine Beschwerden, Vorerkrankungen und sämtliche Medikamente dem Pfleger auf seinen – dieses Mal papiernen – Fragebogen diktieren. Es fiel mir in meinem damaligen Zustand schon schwer, mich zu konzentrieren und das überhaupt zu tun. Wenn man bedenkt, dass ich rund 7 Medikamente an normalen Tagen nehme (und damit auf den Tag verteilt knapp 20 Tabletten), dann ist es schon fast erstaunlich, dass ich lediglich ein Medikament bei der Aufzählung vergaß beziehungsweise mir der Name des Präparates in meinem Zustand nicht einfiel.

Noch erstaunter – und erschreckter – war ich, als sich derselbe Prozess auch nach der Verlegung aus dem Allgäuer in ein Münchener Krankenhaus erneut so abspielte. Aufgrund eines Missverständnisses in der Kommunikation war ich in der falschen der beiden Notaufnahmen, die dieses Krankenhaus besitzt, eingeliefert worden. Nachdem mir Blut abgenommen worden war und ich meinen Medikamentenplan erneut aufgezählt hatte, wurde der Fehler der Einlieferung in die falsche Notaufnahme festgestellt und ich wurde in die andere Notaufnahme „transferiert". Leider passierte hier das Gleiche noch einmal: obwohl ich auf das Vorliegen des entnommenen Blutes und meiner Daten auf Papier in demselben Krankenhaus, bloß der anderen Notaufnahme, berichtete, musste ich erneut meine Medikamente aufzählen und es wurde wieder Blut abgenommen.

Tatsächlich hat es das Krankenhaus – trotz Vorliegen des Arztbriefes mit der Medikation sogar im Original, denn in diesem Krankenhaus bin ich sowieso regelmäßig zur Nachsorge – dann geschafft, ein Medikament bei der Verteilung am nächsten Morgen zu vergessen beziehungsweise nicht zu verteilen, weil ich es bei der Aufzählung vergessen hatte.

Ich verstehe, dass – so wurde es auch auf der Station begründet – die Übereinstimmung der Medikation des letzten Arztbriefes mit den Medikamenten, die ich aktuell nehme, abgeklärt werden muss, da sich ja in der Zwischenzeit ohne Neuausstellung eines Arztbriefes etwas geändert haben könnte. Warum aber erfolgt dies bei der erwähnten Anzahl an Medikamenten nicht in umgekehrter Form, also durch Abfrage der im Arztbrief stehenden Medikamente beim Patienten anstatt ihn dieses alles aus dem Gedächtnis aufzählen zu lassen? Es bleibt zu hoffen, dass der in Deutschland eingeführte Medikationsplan auf mittlere Sicht Besserung für den Patienten in diese Prozesse bringen wird.

Aber auch der Patient darf sich selber hier nicht aus der Verantwortung nehmen und alle Medikamente kritiklos einnehmen, die ihm beispielsweise im Krankenhaus vorgesetzt werden beziehungsweise die weglassen, die nicht mehr verabreicht werden. Letzteres könnte – wie im obigen Beispiel berichtet – ein Versehen sein. Insofern verlangen die Bewegungen und Initiativen rund um den engagierten Patienten, den sogenannten ePatient, Verständnis und Aktivitäten auf allen Seiten, beim Patienten genauso wie beim pflegenden oder medizinischen Personal.

Zu oft wird dabei nach meiner Wahrnehmung nur auf die Ärzte und das medizinische Fachpersonal geschaut und in vielen Fällen kritisiert, wenn diese nicht sofort alle oder zumindest genügend und verständliche Informationen dem Patienten "auf den Tisch" legen. Aber als Patient reicht es nicht, sich zurückzulehnen, auf die Aktionen der anderen Beteiligten zu warten und beim Ausbleiben derselben sich zu beschweren.

Ich verstehe die Verantwortung für die eigene Gesundheit (oder Krankheit) sowohl als eine Bringschuld der Ärzte einerseits als auch eine als Holschuld der Patienten andererseits. Wir können nicht Verantwortung übernehmen wollen und dann in "Vollkasko-Manier" erwarten, dass uns alles "mundgerecht von anderen serviert wird". Engagement und Verantwortung zu übernehmen beginnt also bei jedem einzelnen selber.

Deswegen gilt auch und gerade im Kontext unserer Gesundheit: als verantwortungsbewusster Mensch sollte ich mich mit dem beschäftigen, was ich zu mir nehme, insbesondere wenn es Medikamente sind. Fehler sind menschlich und ich möchte meiner Gesundheit zuliebe ausgegebene Medikamente nicht "blind" einnehmen, sondern wissen, was ich dort zu mir nehme. Anders kann ich dafür und für meinen Körper auch keine Verantwortung übernehmen.

III.2 Die elektronische Patientenakte

Eine elektronische Patientenakte hat als wesentliches Ziel alle relevanten Informationen zu einem Menschen an einer Stelle verfügbar zu machen. Dies ermöglicht eine Berücksichtigung von Informationen aus allen körperlichen und seelischen Belangen durch alle ihn behandelnden Personen. Es soll also ein möglichst vollständiges Bild über Beschwerden und Krankheiten ebenso wie über Behandlungen und Medikamente erzeugt werden, um daraus die bestmögliche Behandlung für diesen Patienten abzuleiten.

Das ist ein ehrenwertes und wichtiges Ziel und auch wenn es, wie es aktuell den Anschein hat, bis zur wirklich flächendeckenden Realisierung noch einige Zeit dauern wird, ein wichtiger und sinnvoller, ja notwendiger Schritt für den Patienten und unser Gesundheitswesen.

In diesem Kapitel schaue ich aus anderer, eigener Perspektive auf eine elektronische Patientenakte. Im Sinne eines ePatient, also engagierten, informierten, ermächtigten Patienten, will ich nicht auf die Einführung der durch das deutsche Gesundheitswesen getriebenen elektronischen Patientenakte warten, sondern mein Schicksal, meine Gesundheit und meine Krankheiten selber in die Hand nehmen und für mich den Überblick behalten.

Ich möchte den aktuellen Stand und die Historie zu Medikamenten, Änderungen davon, Behandlungen und Beschwerden, zu meinen Nieren- und Blutwerten und vielem mehr zur Verfügung haben. Mit diesen Informationen will ich mit meinen Ärzten in die Diskussion gehen, verstehen, was wie behandelt werden soll und das mit meinen Erfahrungen abgleichen können. Dazu gehört auch der Versuch, Zusammenhänge aus meiner Historie ableiten zu können, was ich in welcher Kombination eher vermeiden sollte oder was mir gut getan hat. Damit will ich die Arbeit der Ärzte nicht ersetzen, im Gegenteil, ich möchte ihre eher objektive Sicht auf mich durch meine subjektive Sicht ergänzen.

Aber das ist gar nicht so einfach. Sucht man im Internet nach „eigener Patientenakte" oder Software dazu, so findet man wenig bis gar keine Einträge. Aber man kann auch mit einfachen Apps und Internetplattformen eine solche Patientenakte für sich selber führen.

Die möglichen Lösungen bedeuten zum einen allerdings ein wenig Arbeit für den Patienten und sind zum anderen bei den vorliegenden und verwendeten Apps eher statischer Natur. Das heißt, der Nutzer kann dabei nicht beliebig andere Werte und neue Einträge, die ihm persönlich fehlen, ergänzen und neu definieren, sondern muss in der Regel mit den durch die verwendeten Programme auskommen. Das hat seine Nachteile, ist aber zumindest ein Anfang.

Als mögliche Lösungen werfen wir nun einen Blick auf die Apple Health App, die als zentraler Sammelpunkt für Gesundheitsdaten auf dem iPhone unter iOS fungieren kann. Eine mögliche Realisierung einer einfachen Patientenakte wird dann anschließend mit der Verwendung der auch weiter vorne schon behandelten App für die Medikamenten-Einnahme, MyTherapy, beschrieben.

Da es keine automatische Synchronisation zwischen iOS-Apps und MyTherapy gibt, müssen alle Daten manuell in MyTherapy eingegeben werden. Insofern ist MyTherapy als Gesundheitstagebuch in gleicher Weise mit Android wie mit iOS manuell zu nutzen!

III.3 Apple Health als zentrale Sammelstelle

Die Apple Health App ist automatisch mit dem Betriebssystem bei iOS-Geräten bei jedem Nutzer auf dem Handy vorinstalliert. Sie kann als zentrale Sammelstelle für fast alle wichtigen Informationen rund um das Thema Gesundheit dienen und steht im Fokus der Weiterentwicklung von Apple zum Thema Gesundheit mit einer großen Anzahl an Partnern über offene Schnittstellen.

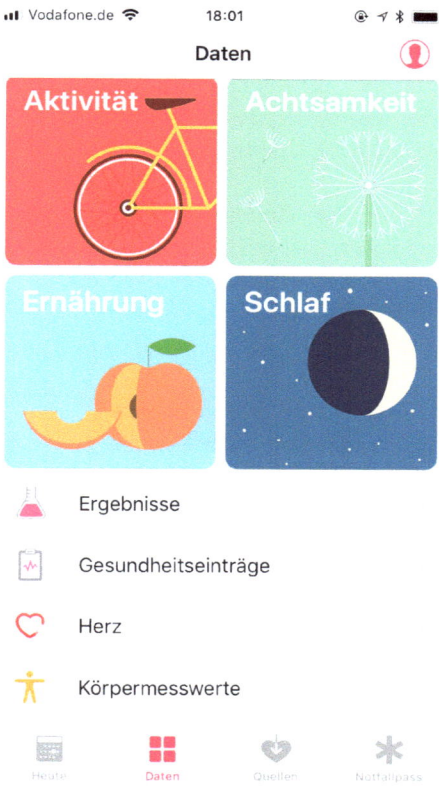

Bild 3.1: Startseite Apple Health

Apple unterscheidet dabei auf der Startseite der Health App – durch vier große Quadranten am oberen Ende der Startseite dargestellt – Daten aus den Bereichen Aktivität, Achtsamkeit, Ernährung und Schlaf. Dies wird ergänzt um die ohne Grafik aufgeführten Kategorien Ergebnisse (zum Beispiel Blutalkoholwert, Blutzucker), Gesundheitseinträge (für medizinische Dienste-Anbieter in den USA mit CDA-Format, Clinical Document Architecture), Herz (zum Beispiel Herzfrequenz, Blutdruck), Körpermesswerte (zum Beispiel Body-Mass-Index, Gewicht oder Körpergröße), sowie (nicht mehr im Screenshot ersichtlich) Reproduktionsmedizin und Vitalzeichen, siehe Bild 3.1.

Wichtig zuerst einmal: die Daten werden nicht automatisch vom iPhone über den Nutzer gesammelt. Erst durch aktiv vorgenommene Änderungen der ursprünglichen Einstellungen werden hier Daten und Informationen gesammelt. Ebenso gilt, dass die Daten lokal auf dem Handy gespeichert und nicht automatisch bei Apple in der Cloud abgelegt sind. Erst mit einer entsprechenden Aktivierung kann der Nutzer – auf eigenen Wunsch – Cloud-Sicherungen anstoßen und durchführen. Die Sicherung der Gesundheitsdaten erfolgt dann verschlüsselt in der iCloud von Apple, auch die Übertragung in die Cloud ist verschlüsselt.

Alternativ können die Daten über iTunes auf dem Computer, auf dem die iPhone Sicherungen liegen, gespeichert werden. Aber auch dieses funktioniert nur, wenn das Häkchen bei „iPhone-Backup verschlüsseln" gesetzt ist – bei einem einfachen Backup über iTunes ohne Verschlüsselung werden die Gesundheitsdaten nicht gesichert.

Ich finde die Apple Health App empfehlenswert, weil sie eine sehr gute Möglichkeit bietet, über verschiedene smarte Geräte und Apps hinweg sehr viele Informationen zu gesundheitlichen Werten zu einem umfassenden Bild zusammenzuführen.

Neben beispielsweise Schrittzähler- oder Fitness-Apps, die direkt auf dem iPhone laufen, können Apps auch als Schnittstellen zu elektronischen Geräten dienen. Wer ein smartes Blutdruckmessgerät oder eine smarte Waage hat, der kann seine vom Gerät gemessenen Werte über die App des jeweiligen Geräteherstellers ins iPhone übernehmen, wo sie - bei entsprechender Einstellung durch den Nutzer - in Apple Health als zentraler Stelle automatisch synchronisiert werden. So laufen hier dann im besten Fall alle Informationen zusammen.

Ein Beispiel für die Integration smarter Geräte ist die Apple Watch. Sie misst beispielsweise alle 5 Minuten meinen Puls und die Messwerte werden in der Health App gespeichert, sodass ich für die Vergangenheit jederzeit meine Pulswerte ermitteln kann.

Für einen Wert können dabei auch verschiedene Quellen und Messungen genutzt und die Ergebnisse in der Health App zusammengeführt werden. Neben den

Pulswerten von meiner Uhr wird so aus der Withings beziehungsweise mittlerweile Nokia Health Mate App die bei Blutdruckmessungen ebenfalls ermittelte Herzfrequenz in Apple Health ergänzt, siehe Bild 3.2: während der obere Eintrag von der Apple Watch ist (dargestellt durch das Uhrensymbol daneben), signalisiert das (grün-blaue) Herz, dass der zweite Eintrag aus der Withings Health Mate App stammt und von einem Withings Gerät gemessen wurde.

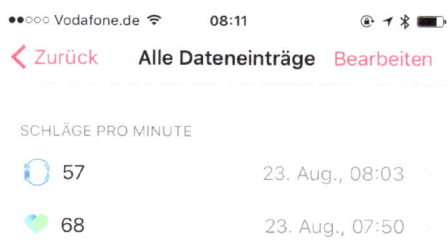

Bild 3.2: Apple Health – Verschiedene Herzfrequenz-Quellen und Werte

Eine gute Hilfestellung bietet Apple zur Identifikation von unterstützenden Apps. Wählt man einen Wert aus, den man messen und in der Apple Health App anzeigen lassen und dokumentieren will, so wird neben der Definition des entsprechenden Wertes in der Regel auch angezeigt, welche Apps existieren, über die man diesen Wert erzeugen beziehungsweise in die Apple Health App importieren kann.

Beim Wert Blutzucker wird dann beispielsweise eine Auswahl der Apps beginnend mit dem mySugr Diabetes Tagebuch und iHealth Gluco-Smart angegeben, siehe Bild 3.3. Dies kann bei der Auswahl der richtigen App für den entsprechenden Messwert einen guten ersten Überblick geben.

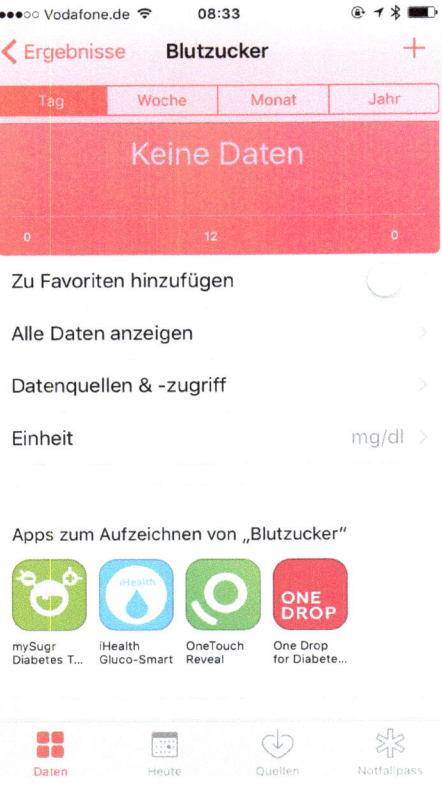

Bild 3.3: Apple Health - Blutzucker Übersicht

Nicht alle Apps im Gesundheitsbereich können automatisch ihre Daten zu Apple Health liefern und synchronisiert werden. Um diese und anders gewonnene Daten zu einem gesamtheitlichen Bild in Apple Health zu bekommen, kann der Nutzer auch an allen Stellen manuell Werte als sogenannte Datenpunkte eingegeben werden. Damit werden auch Eingaben für gesundheitliche Aspekte ermöglicht, die schwer oder sowieso nicht automatisch aufgezeichnet werden können, wie zum Beispiel eine Anzahl der Stürze pro Tag bei älteren Personen.

Leider sind jedoch die Möglichkeiten zur Weiterverarbeitung dieser zahlreichen Daten Außerhalb der App auf dem Handy sehr beschränkt. Wer Informationen für den Arzt aufbereiten oder gar ausdrucken will, hat aktuell dazu keine Lösung und nutzt besser andere, spezialisierte Apps dafür.

Die aus Datenschutz nachvollziehbare verschlüsselte Speicherung der Daten nur in der App auf dem Handy geht damit einher, dass Apple keinen Webzugriff beziehungsweise keine Webseite anbieten kann, auf der die Daten übersichtlich dargestellt werden. Aus meiner persönlichen Sicht ist die mangelnde Möglichkeit zur Weiternutzung der so ermittelten Gesundheitsinformationen ein wesentliches Manko, welches die Nutzung von Apple Health stark einschränkt.

Nutzen und Fazit Apple Health

Die Apple Health App bietet einen großartigen Ansatz, aus unzähligen Quellen verschiedenste Informationen für die Gesundheit inklusive manueller Eingaben zusammenzuführen und die Basis für eine persönliche Patientenakte oder ein Gesundheitstagebuch zu legen.

Bei einer Abwägung zwischen Datenspeicherung und damit Datensicherheit sowie der Bequemlichkeit und mehr Nutzungsmöglichkeiten hat sich Apple für den Schutz der Daten entschieden.

Wem deshalb die Darstellung und Navigation in der App auf dem Handy reicht, der bekommt jederzeit einen guten Überblick über die gesammelten Informationen. Wer die Daten weitergehend nutzen will, der wird durch die nur schwierig wieder auszulesenden und darzustellenden Informationen aber enttäuscht.

Insofern ist eine Nutzung als Patientenakte oder Gesundheitstagebuch aus meiner Sicht momentan nur schwer möglich. Ich nutze die Apple Health App deshalb im wesentlichen für die Notfallinformationen.

III.4 Nutzung von MyTherapy als Patientenakte

Die App MyTherapy nutze ich, wie in <u>Kapitel I.4 "Sicherheit bei der</u> <u>Medikamenteneinnahme - ein gutes Gefühl"</u> beschrieben, wegen ihrer Funktionalität zur Medikamenten-Einnahme, also den Benachrichtigungen, wann ich welche Medikamente in welcher Dosis einnehmen muss, und zur Bestätigung beziehungsweise Dokumentation, dass ich das auch wirklich getan habe.

Die App ist aber wesentlich umfangreicher angelegt und es können auch zahlreiche andere Daten eingegeben und hinterlegt werden:
- Dazu gehören die in der App sogenannten „Messungen", die von Gewicht, Blutdruck, Blutzucker und Körpertemperatur über zahlreiche Blutwerte bis hin zu Brust-, Bauch- oder Oberarm-Umfang gehen
- Es gibt zahlreiche sportliche und auch weniger sportliche „Aktivitäten", die man eintragen kann. Das geht von verschiedenen Sportarten inklusive „Fitnesstraining", „Golf" oder „Kegeln" über „Gartenpflege" bis zu Einträgen wie „Kontakte pflegen" oder „Zeit für mich"
- Auch „Symptome" können eingetragen werden. Dazu gibt man auf einer Skala von 1 (sehr schlecht) über 3 (normal) bis hin zu 5 (sehr gut) eine quantitative Einschätzung zum eigenen Allgemeinzustand zum Eingabezeitpunkt, in der Auswertung später als „subjektives Wohlbefinden" bezeichnet, ein. Anschließend können mehrere Symptome angegeben werden, das reicht von „Lichtempfindlichkeit" und „Juckreiz" über „Husten", „Schnupfen", „Kopfschmerzen" bis hin zu „Freudlosigkeit" oder "geringem Selbstwertgefühl"

In Summe kann eine als schier unüberschaubar empfundene Anzahl an Daten eingegeben werden. Man kann dabei einerseits die vorgegebenen Listen durchblättern und den passenden Eintrag auswählen oder nach Einträgen suchen. Sollte die Suche ergebnislos sein, so können in der Regel auch manuell eigene Einträge vorgenommen werden. Lediglich in der Kategorie „Messungen" sind keine eigenen zusätzlichen Einträge möglich.

Mit diesen Informationen kann nun ein Gesundheitstagebuch geführt werden. Man kann neben der Historie der Medikamenten-Einnahmen beispielsweise auch eingeben und später abrufen, wie man sich fühlte, welche Beschwerden es gab oder wie sich Blut- oder Vitalwerte verändert haben. Das ist aus meiner Sicht insbesondere bei unregelmäßigen Behandlungen oder Umstellung von Medikamenten-Einnahmen hilfreich, weil man mögliche Abhängigkeiten erkennen kann. Also zum Beispiel: „Jedes Mal, wenn ich die hohe Dosis Kortison nehme, dann leide ich an Schlaflosigkeit."

Dafür sollte übrigens die Funktionalität der Sondereinnahme von Medikamenten, die ich auf meiner Webseite im Artikel "Erkältet? Kopfschmerzen? So nutze ich MyTherapy für den Medikamenten-Überblick" beschrieb, genutzt werden. Gerade bei Wechselwirkungen von Medikamenten ist es ja wichtig, alle eingenommenen Medikamente zu kennen, damit Neben- und Wechselwirkungen korrekt erkannt werden können.

Der Gesundheitszustand wird dabei generell umso genauer beschrieben, je mehr Daten in dem Tagebuch erfasst werden. Das bedeutet einen entsprechenden Zeitaufwand für den Nutzer, der die Daten manuell in die App eingeben muss, da es keine automatische Synchronisation mit anderen Apps gibt. Aber insbesondere um Zusammenhänge erkennen zu können, ist eine möglichst umfangreiche Datensammlung wichtig beziehungsweise notwendig.

Als – besonders für die Suche nach Zusammenhängen – hilfreiche Aufbereitung der gesammelten Daten bietet MyTherapy Monatsberichte an. So kann der Nutzer in der App einen Berichtsmonat auswählen und sich die Auswertung für diesen Monat an seine in der App hinterlegte E-Mail-Adresse schicken lassen. Eine freie Auswahl des Betrachtungszeitraums durch den Nutzer ist ebenso wie die Eingabe einer anderen E-Mail-Adresse allerdings leider nicht möglich.

MyTherapy-Monatsberichte

Der von MyTherapy zugesandte Monatsbericht ist je nach Umfang der gesammelten Daten mehrere Seiten lang. Er besteht aus bis zu vier Kapiteln, die den vier Kategorien Medikamenten-Einnahme, Messungen, Aktivitäten und Symptomen entsprechen und jeweils auf einer neuen Seite beginnen. Dadurch wirkt der Bericht sehr übersichtlich und aufgeräumt. Man findet schnell jede Information, die man braucht.

Der horizontale Aufbau zieht sich einheitlich über alle Seiten und Auswertungen hinweg durch. Es beginnt mit der Spalte, in der die angezeigten Werte aufgeführt sind, also beispielsweise „Medikament 1", „Medikament 2", dann folgt eine Spalte mit verschiedenen Zahlenwerten, die abhängig vom in dieser Zeile dargestellten Wert unterschiedliche Ausprägung haben. Das kann zum Beispiel der jeweilige Durchschnitt des in der Zeile angezeigte Wertes für den aktuellen Berichtsmonat sein. Die darauf folgenden Spalten enthalten schließlich die konkreten Informationen zu jedem einzelnen Tag im Monat.

Anwendungsbeispiel: Auswertung zur Medikamenten-Einnahme

Der Fokus von MyTherapy ist die Medikamenten-Einnahme und so startet die umfangreiche Auswertung mit der Dokumentation der Medikamente.

MyTherapy-Monatsbericht für August 2017

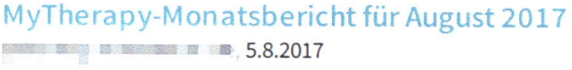 5.8.2017

Medikamenten-Einnahme	Ø	1	2	3	4	5	6
Alle Medikamente							
	95%	✓	✓	91%	83%	✓	

Medikationsplan	Summe	1	2	3	4	5	6
	5	✓	✓	✓	✓	✓	
	3	✓	✓	✓	✗		
	4			1	✓	✓	
	7	✓	✓	✓	✓	✓	
	18						
	1						
Magnesium-diasporal 400 Extra Kapseln	3	✓	✓	✓	✗		
	20	✓	✓	✓	✓	✓	
	6.5	✓	✓	✓	✓	✓	

Bedarfsmedikation	Summe	1	2	3	4	5	6
Aranesp 20 Mikrogramm	1					1	
	2	1		1			

Bild 3.4: MyTherapy - Bericht Medikamenten-Einnahme

Eine Gesamtzusammenfassung wird in grafischer Form und Text unter der Überschrift „Medikamenten-Einnahme" im ersten Block gegeben. Dabei werden alle zu nehmenden Medikamente und anschließend die Summe aller für diese Medikamente eingegebenen Einnahme-Bestätigungen aufaddiert und dann miteinander verglichen. Dies erfolgt einmal als Balken-im-Balken Diagramm: der innere, kleinere Balken entspricht der „Summe eingenommener Medikamente" und der äußere, größere Balken der „Gesamtanzahl einzunehmender Medikamente". Zum anderen wird das Ergebnis als Prozentwert der sogenannten Compliance, also der Einnahmetreue, angegeben (in Bild 3.4 zwischen 83% und 100% als grauer Haken dargestellt).

Darunter werden dann für den aktuellen Monat alle Medikamente einzeln mit ihrer Einnahmedokumentation im Detail dargestellt. Dabei werden in alphabetischer Reihenfolge zuerst im zweiten Block die im Medikationsplan enthaltenen Medikamente und dann im dritten Block die als Bedarfsmedikation eingenommenen Medikamente aufgezählt.

Korrekte Einnahmen entsprechend dem Medikationsplan werden durch die (dunkelgrauen) kleinen Häkchen in jedem Feld bestätigt. Gab es Abweichungen jeglicher Art, so sind diese Kästchen mit einem dunkleren (hellblauen) Hintergrund versehen. Die Art der Abweichung der geplanten Einnahme wird durch das entsprechend dargestellte Zeichen angegeben. So zeigt das Kreuz am 4. August beim Magnesium an, dass ich es nicht eingenommen oder die Einnahme nicht bestätigt habe (beides ist ja möglich).

Bei der Bedarfsmedikation ist die Darstellung zwangsläufig umgekehrt. Es gibt keinen festen Plan für die Einnahme, sondern man nimmt diese Medikamente wie zum Beispiel ACC akut oder Aspirin ein, wenn es notwendig ist. Insofern sind hier keine Haken in der Darstellung für eine korrekte Einnahme zu finden, sondern es steht an den Tagen, an denen ein Medikament als Bedarfsmedikation eingenommen wurde, eine Zahl mit der Dosis oder der Anzahl der eingenommenen Tabletten. So kann man in Bild 3.4 zum Beispiel erkennen, dass ich eine Dosis Aranesp am Samstag, dem 5.8.17, injiziert habe.

Anwendungsbeispiel: Übersicht über Messungen

Alle vom Nutzer im Auswertungsmonat vorgenommenen und dokumentierten Messungen werden im nächsten Kapitel, das auf einer neuen Seite des Monatsberichts beginnt, angezeigt. Wie in Bild 3.5 zu sehen ist, habe ich im Monat August 2017 zu den folgenden vier Werten Messergebnisse in der App erfasst: Blutdruck (beziehungsweise getrennt dargestellt als „Systole" und „Diastole"), dann „Ruhepuls" und schließlich mein „Gewicht".

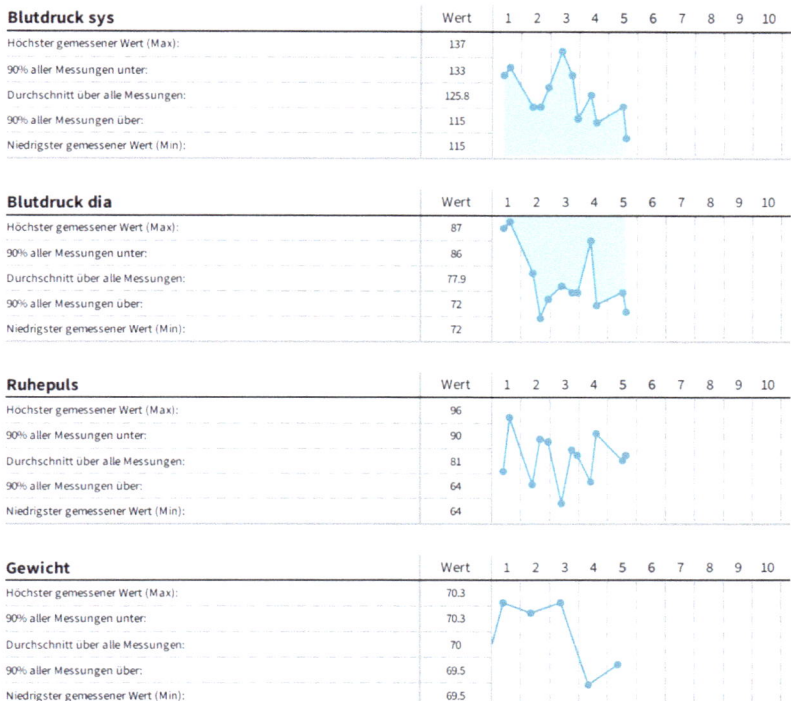

Blutdruck sys	Wert	1	2	3	4	5	6	7	8	9	10
Höchster gemessener Wert (Max):	137										
90% aller Messungen unter:	133										
Durchschnitt über alle Messungen:	125.8										
90% aller Messungen über:	115										
Niedrigster gemessener Wert (Min):	115										

Blutdruck dia	Wert	1	2	3	4	5	6	7	8	9	10
Höchster gemessener Wert (Max):	87										
90% aller Messungen unter:	86										
Durchschnitt über alle Messungen:	77.9										
90% aller Messungen über:	72										
Niedrigster gemessener Wert (Min):	72										

Ruhepuls	Wert	1	2	3	4	5	6	7	8	9	10
Höchster gemessener Wert (Max):	96										
90% aller Messungen unter:	90										
Durchschnitt über alle Messungen:	81										
90% aller Messungen über:	64										
Niedrigster gemessener Wert (Min):	64										

Gewicht	Wert	1	2	3	4	5	6	7	8	9	10
Höchster gemessener Wert (Max):	70.3										
90% aller Messungen unter:	70.3										
Durchschnitt über alle Messungen:	70										
90% aller Messungen über:	69.5										
Niedrigster gemessener Wert (Min):	69.5										

Bild 3.5: MyTherapy – Übersicht über eingegebene Messungen

Die grafische Darstellung der Blutdruckkurven mit den gemessenen Einzelwerten als Punkte in der jeweiligen Tagesspalte bildet die Grundlage. Zur besseren Darstellung sind bei der Systole unter und bei der Diastole über den Messwerten dunkel (hellblau) ausgefüllte Flächen im Bericht ergänzt, die die Lesbarkeit erhöhen. Auch mehrere Messwerte eines Tages, zum Beispiel am 1. August an den jeweils zwei Punkten zu erkennen, werden vollständig dargestellt.

Neben einem aus meiner Sicht eher wenig aussagefähigen rechnerischen Durchschnittswert im ausgewerteten Kalendermonat wird bei den Blutdruckwerten in der zweiten Spalte der jeweils höchste und niedrigste gemessene Wert im Zeitraum angegeben. Dieser dient gleichzeitig als Begrenzung der Skala für die Darstellung. Achtung: man muss beim Vergleich mehrerer (Monats-) Berichte aufpassen, da die Messwerte hierdurch in unterschiedlicher Skalierung dargestellt sind und nicht einfach zum Vergleich nebeneinander gelegt werden können!

Zusätzlich wird, was ich wirklich hilfreich finde, in der zweiten Spalte auch angegeben, unter und über welchem Messwert sich 90% aller Messungen befanden. Dadurch bekommt man das Intervall, in dem sich Blutdruck und die anderen Werte normalerweise befinden und Extremwerte werden herausgefiltert.

Verbessern könnte man aus meiner Sicht – gerade da es sich ja um eine Übersichtsgrafik handelt – die Darstellung, indem man horizontale Linien oder Bereiche für „niedrigen Blutdruck", „Normbereich" und „erhöhten Blutdruck" einzeichnet. So könnte der Nutzer eine leichtere Einschätzung und Bewertung seiner Messwerte, zumindest beim Blutdruck vornehmen.

Die grafischen Darstellungen und die Angabe der einzelnen Monatskennzahlen (also niedrigster Wert, 90%-Intervall und so weiter) sind – wie auch in Bild 3.5 zu sehen ist – für Ruhepuls und Gewicht analog dem Blutdruck angegeben.

Im Anschluß daran würden weitere Werte, wie zum Beispiel Blutwerte aus Laborberichten, die man in der App erfassen kann, in gleicher Art und Weise angezeigt.

Anwendungsbeispiel: Symptom-Übersicht

In MyTherapy können verschiedenste Symptome zur Nachverfolgung und beispielsweise Identifikation von Nebenwirkungen erfasst werden. Typischerweise denkt man bei der Nutzung dieser Funktion vor allem an Ausprägungen wie Kopfschmerzen, Husten oder andere Symptome.

Zwingend für die Eingabe von Symptomen ist bei MyTherapy allerdings zuallererst eine Einschätzung des Allgemeinbefindens zwischen 5 (sehr gut) und 1 (sehr schlecht). Ruft man die Funktion zur Symptom-Eingabe in der App auf, so ist der Mittelwert 3, hier übrigens zutreffenderweise als „normal" benannt (wer möchte stattdessen schon eingeben, dass es ihm „durchschnittlich" geht), voreingestellt. Selbstverständlich kann dieser Wert geändert werden, aber eine Speicherung von Symptomen ohne die Angabe einer Ziffer für das Allgemeinbefinden geht nicht. Nur mit einer solchen Einschätzung können die eigentlichen Symptome dokumentiert werden.

Das Kapitel zu den Symptomen beginnt im Monatsbericht mit den eingegebenen Werten für das Allgemeinbefinden beziehungsweise „subjektive Wohlbefinden". Für jeden Tag sind in der entsprechenden Spalte Punkte für alle an diesem Tag eingegebenen Werte zwischen 1 und 5 eingetragen. Wurden mehrere Werte an einem Tag eingegeben, in Bild 3.6 zum Beispiel am Monatsvierten, so sind auch mehrere Punkte in der Reihenfolge der zeitlichen Eingabe an diesem Tag in der entsprechenden Spalte dargestellt. Alle Punkte werden über den zeitlichen Verlauf dann zu einer Art Fieberkurve des Allgemeinbefindens über den gesamten Monat verbunden, so dass Schwankungen und Entwicklungen gut erkennbar sind.

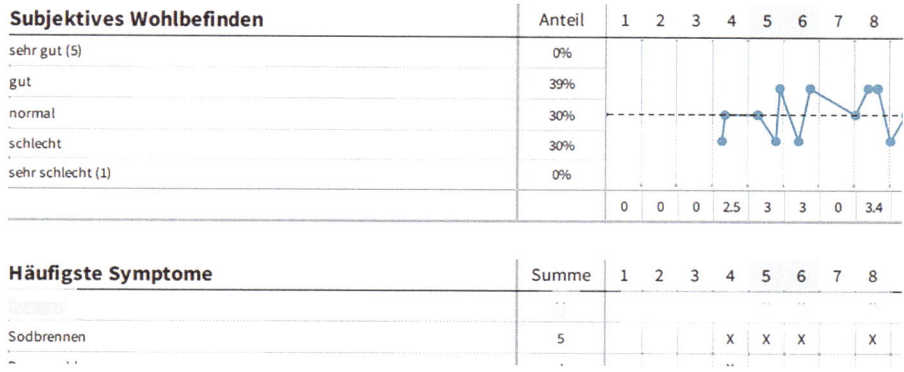

Subjektives Wohlbefinden	Anteil	1	2	3	4	5	6	7	8
sehr gut (5)	0%								
gut	39%								
normal	30%								
schlecht	30%								
sehr schlecht (1)	0%								
		0	0	0	2.5	3	3	0	3.4

Häufigste Symptome	Summe	1	2	3	4	5	6	7	8
Sodbrennen	5				X	X	X		X

Bild 3.6: MyTherapy – Übersicht Symptome

In der zweiten Spalte des „subjektiven Wohlbefinden", in der in anderen Kategorien beispielsweise Durchschnittswerte angegeben werden, steht hier die Prozentverteilung für die eingegebenen Werte, in Bild 3.6 also 0% für 5 (sehr gut) oder 30% für 3 (normal). Ferner ist der Durchschnittswert aller an einem Tag für das subjektive Wohlbefinden eingegebenen Werte in der untersten Zeile dieses ersten Blocks als Zahlenwert angegeben, also 2,5 in der Spalte vom 4. August.

Im zweiten Block dieses Kapitels werden dann die in der App im Lauf des ausgewerteten Monats erfassten Symptome einzeln aufgezählt. Sie sind in der Reihenfolge der Häufigkeit ihrer Eingaben angegeben, also das am meisten eingegebene Symptom (in Bild 3.6 also Sodbrennen) als erstes und dann in absteigender Reihenfolge alle anderen, die im Monat benutzt wurden. Die Tage, an denen das Symptom eingegeben wurde, sind mit einem „X" gekennzeichnet.

Wenn in der aktuellen Version der App ein Symptom an einem Tag mehrfach eingegeben wird (also beispielsweise zweimal Kopfschmerzen, einmal morgens und einmal abends an demselben Tag), dann wird das zwar in der Summenspalte aufaddiert, aber nicht in den Tagesspalten angezeigt. So ist in der zweiten Zeile in Bild 3.6 bei Sodbrennen zu sehen, dass fünfmal Sodbrennen im Monat eingegeben wurde (Feld „Summe"), aber nur viermal sind in den Tagesspalten die Kreuze zu sehen, da an einem Tag eine Doppelerfassung erfolgte.

Übersicht über erfasste Aktivitäten

Auch Aktivitäten jeglicher Art können in der App erfasst werden. Dabei ist die Einheit, die hier über alle Bereiche zur Anwendung kommt, Minuten (pro Tag). Es gibt im Bericht – hier ohne Darstellung – eine Zusammenfassung der Anzahl Minuten pro Tag als Summe über alle eingegebenen Aktivitäten, die dann darunter in die Anzahl Minuten pro Tag für jede einzelne Aktivität aufgeteilt wird. So könnte ein Tag mit 90 Minuten Gesamtaktivitäten aus so unterschiedlichen Einzelaktivitäten wie 75 Minuten „Zeit für mich" und 15 Minuten „Boxen" bestehen.

Erstellung der Auswertung

Ein Bericht kann jederzeit in der App vom Benutzer angefordert werden. Es gibt allerdings keinen Automatismus, der ihn zu bestimmten Terminen wie beispielsweise Monatsende erstellt und versendet. Ein solcher Automatismus kann auch nicht durch den Benutzer eingegeben werden, sondern die Berichtserstellung ist jedes Mal explizit neu anzustoßen.

Ein Bericht erstreckt sich dabei immer über einen vordefinierten Zeitraum, das heißt fix über einen Kalendermonat. Diesen Kalendermonat kann man – rückwirkend bis zum Beginn der Nutzung der App MyTherapy – bei der Berichtserstellung definieren. Auch für noch laufende Monate kann der Bericht angefordert werden und stellt dann die entsprechenden Informationen bis zum aktuellen Datum dar.

Die Berichtserstellung stößt man an, indem man im Hauptmenü der App den Punkt „Tagebuch" aufruft und anschließend auf „Bericht" klickt. Es öffnet sich eine Maske, in der man den für die Auswertung gewünschten Monat in einer Auswahlliste auswählt. Anschließend tippt man auf einen „Senden"-Button und der Bericht wird versendet. Dabei kann keine beliebige Empfängeradresse für den Bericht eingegeben werden, sondern es werden standardmäßig alle Berichte an die – als Nutzer der App – hinterlegte E-Mail-Adresse gesendet.

Nutzen und Fazit

Die Berichte sehen sehr gut aus, die Informationen sind gut aufbereitet und sinnvoll. Wer sich ein einfaches Gesundheitstagebuch anlegen will, der kommt mit MyTherapy sehr weit.

Arztberichte und Diagnose sowie gegebenenfalls weitergehende Informationen können aber nicht eingegeben und gespeichert werden. Es gilt mit den Kategorien „Medikamenten-Einnahme", „Messungen", „Aktivitäten" und „Symptome", die die App bietet, auszukommen.

Für einen engagierten Patienten bietet die Nutzung der App als Gesundheitstagebuch einen großen Nutzen. So prüfe ich regelmäßig beispielsweise den Verlauf meines Blutdrucks über den Monat, oft in Verbindung mit geänderter Medikamenteneinnahme und schaue nach Auffälligkeiten. Wenn ich dabei etwas entdecke, was regelmäßig vorkommt, dann nehme ich die Auswertung mit zur Sprechstunde mit meinem Arzt, in der wir das gemeinsam durchsprechen. Mittlerweile sind die dabei verwendeten Auswertungen von MyTherapy in meiner Patientenakte bei ihm als zusätzliche Dokumentation abgeheftet.

Aber Achtung: die App kann nur die Grundlagen legen und Unterstützung bieten. Der Aufwand für sinnvolle Ergebnisse liegt beim Nutzer, er muss die Daten manuell eingeben. Und je umfangreicher seine Datenerfassung, desto mehr kann aus den Daten herausgelesen werden. Es bedarf – unabhängig von der Nutzung von MyTherapy oder einer anderen App – der Motivation und Disziplin des Nutzers!

Weitergehende Informationen:
(Links auf www.meine-gesundheitshelfer.online / gig-links)
- www.meine-gesundheitshelfer.online
- App „MyTherapy" in Apple's iTunes Store
- App „MyTherapy" im Google Play Store
- Artikel "Erkältet? Kopfschmerzen? So nutze ich MyTherapy für den Medikamenten-Überblick"

III.5 Ausblick

Laut IBM [3] wird jeder Mensch während seiner Lebenszeit über 1.100 Terabyte an klinischen, genetischen und Lifestyle-Daten (zum Beispiel aus Fitnesstrackern und anderen mit Sensoren versehenen Geräten) erzeugen. Während sich heute das medizinische Wissen alle drei Jahre verdoppelt, soll das im Jahr 2020 in nur 73 Tagen passieren.

In einer solchen Informationsflut und mit diesem Wachstum an Informationen speziell im Gesundheitswesen und angrenzenden Bereichen kann man als Arzt oder Wissenschaftler nicht den Überblick behalten. Für eine optimale Behandlung aber sollte ein umfassender Überblick aller Möglichkeiten gegeben sein, deshalb liegt der Einsatz von sogenannter künstlicher Intelligenz auf der Hand.

Wenn Supercomputer und entsprechende Programme alleine schon alle vorhandenen Informationen aus klinischen Studien schnell durchsuchen könnten, dann wäre ein Überblick über nahezu alle verschiedenen Behandlungsmöglichkeiten für eine Krankheit einfach erstellt. In der Folge könnten die Therapien von den behandelnden Personen eingesehen und – mit Erfolgswahrscheinlichkeiten für eine erfolgreiche Anwendung in der aktuellen Situation vom Computer bewertet – priorisiert werden.

Durch Nutzung und Freigabe von Gesundheitstagebüchern, wie im letzten Kapitel beispielhaft mit MyTherapy beschrieben, könnten unzählige wertvolle Erfahrungen und weitere Informationen von Patienten zu verschiedenen Medikamenten, Behandlungen und (Neben-) Wirkungen vorliegen. Wenn diese Datensammlungen zur Verfügung gestellt und durch künstliche Intelligenz entsprechend schnell verknüpft und durchsucht werden könnten, dann würde das deutlich bessere Behandlungs- und Heilungschancen sowie Hoffnung für unzählige erkrankte Menschen bedeuten.

Behandelnder und Verantwortlicher bleibt in diesem Szenario der Arzt, der die künstliche Intelligenz, Algorithmen und den Computer lediglich als Informations- und Hilfsmittel verwendet. Das ist auch in den heutigen Pilotprojekten so, in denen IBM's Watson aus vorliegenden Symptomen und unzähligen Studienergebnissen keine Diagnose stellt, sondern dem Nutzer mit einer angegebenen Wahrscheinlichkeit quasi mögliche Diagnosen anbietet. An dieser Stelle kommen dann das Wissen und die Erfahrung des Mediziners hinzu und damit auch seine Verantwortung über das weitere Vorgehen.

Für einen solchen Ansatz ist kein Verstoß gegen das deutsche Datenschutzgesetz notwendig. Die Daten in anonymisierter Form bereitzustellen ist völlig ausreichend. Aber heute mangelt es noch an der Einsicht der Patienten dies (wie gesagt: anonymisiert) zum Wohle anderer Menschen zu tun. Oberstes Nahziel muss also sein, den Nutzen dieses Vorgehens deutlich zu machen – und dass auch sie selber als Patient später davon profitieren könnten.

IV. Austausch von Betroffenen - Patientenplattformen

IV.1 Patientenplattformen

Soziale Plattformen gibt es ja mittlerweile für alle Bereiche des Lebens – der Austausch von Menschen über Netzwerke wie Facebook, Instagram und einige der unzähligen kleineren Plattformen ist in vollem Gange.

Da ist es nicht verwunderlich, dass es auch zum Thema Gesundheit Plattformen gibt, auf denen sich Menschen austauschen. Das kann wie bei paradiso öffentlich sein, also jeder, der auf die Plattform kommt, kann alle Einträge, die von den Nutzern unter einem Pseudonym eingetragen wurden, lesen und Diskussionen verfolgen (zu deutschen Plattformen siehe auch auf meiner Webseite den Artikel „Austausch auf deutschen Patientenplattformen").

Und es gibt geschlossene Plattformen, bei denen man sich registrieren und mit teilweise umfangreicheren Angaben vorstellen und manchmal sogar um eine Aufnahme bewerben muss. Auf diesen Plattformen ist – obgleich man bei den Eingaben natürlich auch falsche Daten verwenden kann – ein offenerer und subjektiv empfundener ehrlicherer Austausch möglich.

Die geschlossenen Plattformen zur Kommunikation zwischen Patienten haben aus meiner Sicht zahlreiche Vorteile. Ein Austausch zum Beispiel über wirksame Medikationen bei anderen Patienten mit der gleichen Krankheit oder auch Berichte von Ängsten und Erfahrungen, die andere in Bezug auf ihre Krankheit gemacht haben, können helfen, ein wenig der Ungewissheit, was auf einen zukommt, zu nehmen und damit auch Ängste zu reduzieren.

Gleichzeitig sind sie ein weiterer erster, wenn auch kleiner Schritt in die im vorherigen Kapitel beschriebene Zusammenführung aller verfügbaren Informationen, Erfahrungen und Daten, in diesem Fall durch die Betroffenen selbst. Auch hierdurch kann ein Patient für eine Diskussion mit seinem Arzt in der Sprechstunde wertvolle Informationen bekommen.

Die umfangreichste und aus meiner Sicht beste Plattform, die ich bisher gefunden habe, kommt aus den USA und heißt "PatientsLikeMe", zu deutsch also "Patienten wie ich". Sie dient in diesem Kapitel als Beispiel, was heute bereits auf Patientenplattformen möglich ist und geschieht.

Weiterführende Informationen:

(Links auf www.meine-gesundheitshelfer.online/gig-links)

- www.meine-gesundheitshelfer.online
- Artikel „Austausch auf deutschen Patientenplattformen"

IV.2 PatientsLikeMe

Auf die Plattform PatientsLikeMe, zu deutsch: „Patienten wie ich", bin ich durch einen Abschnitt im Buch „Was würde Google tun?" von Jeff Jarvis, einem amerikanischen Journalisten, aufmerksam geworden. Jarvis, der von seinen gesundheitlichen Beschwerden wie beispielsweise gelegentlichem Herzflimmern auf Twitter und seinem Blog berichtete, schreibt in dem Buch: „Andere Patienten haben mich unterstützt, mir Links zu Informationsquellen geschickt, von ihren Erfahrungen mit verschiedenen Behandlungsmethoden berichtet, die ich in Betracht zog, und mir aktuelle Infos über Firmen geschickt, die an neuen Therapien arbeiten." Bei intensiverer Beschäftigung mit dem Thema entdeckte er auch die Plattform PatientsLikeMe, eine Art Facebook mit Wikipedia für Krankheiten und Medikamente beziehungsweise Wirkstoffe.

PatientsLikeMe – Geschichte & Überblick in Zahlen

Die amerikanische Plattform wurde von den beiden Brüdern Jamie und Ben Heywood zum Austausch betroffener Patienten gegründet, nachdem 1999 bei ihrem Bruder Stephen Amyotrophe Lateralsklerose (ALS, eine chronisch degenerative Erkrankung des zentralen Nervensystems) diagnostiziert wurde. Anfangs auf ALS beschränkt, wurde die Plattform 2011 dann für alle Krankheiten geöffnet und hat nun mittlerweile über 600.000 Patienten, die sich auf ihr zu über 2.b00 „conditions" (in diesem Zusammenhang als Krankheiten und Einschränkungen zu verstehen) austauschen.

Damit hat PatientsLikeMe das Vielfache an Nutzern wie ähnliche deutsche Foren. Das deutsche Medizin Forum beispielsweise hat über 64.000 Nutzer, bei Paradiso sind über 55.000 Nutzer registriert und bei einer Spezialplattform wie Leben-mit-transplantation.de sind keine Nutzerzahlen angegeben, aber je Forum sind lediglich weniger als 1.500 Beiträge gepostet (was ja auch einen Rückschluss auf eine recht geringe Nutzerzahl zur Folge hat).

Auf PatientsLikeMe sind nach eigenen Angaben im Juni 2018 über 43 Millionen Datenpunkte zu verschiedenen Krankheiten eingegeben, die ein großes Potenzial an Informationen enthalten. Einerseits werden diese Datenpunkte (zum Beispiel Patient mit Krankheit x nimmt Medikament y ein) den anderen Nutzern beziehungsweise Patienten auf der Plattform zu ihrer Information zur Verfügung gestellt.

Andererseits arbeitet PatientsLikeMe auch mit Unternehmen aus der Gesundheits- und Pharmabranche wie Takeda oder AstraZeneca zusammen, damit aus dieser Menge an Daten bessere Behandlungsmöglichkeiten entstehen können.

Potenziell hat der Nutzer über die Plattform auch Zugriff auf über 100 medizinische Studien. Im April 2017 wurde dazu eine vollständige Bibliographie dieser Unterlagen auf PatientsLikeMe veröffentlicht. So können passende Dokumente identifiziert und bei Interesse über die Plattform eine entsprechende Unterlage darüber angefordert werden. Je nach Veröffentlichungsfreigabe kann man die betreffende Studie dann auch direkt bekommen.

Selbst eine Anzahl an laufenden klinischen Studien sind zusammengetragen. Mit einer Suchmaske, in der verschiedene Daten wie Krankheit, Geschlecht, amerikanischem Wohnort und maximale Entfernung vom Wohnort für die Studiendurchführung, einzugeben sind, können Patienten zu ihrer Krankheit passende Studien identifizieren, Kontakt aufnehmen und sogar eine Anfrage zur Teilnahme an der Studie versenden.

Foren bei PatientsLikeMe

Einer der wesentlichen Mehrwerte von PatientsLikeMe sind die aktuell 45 Foren (Stand Frühjahr 2018) zu verschiedenen Themen von Diabetes über Schlafstörungen bis zu Krebserkrankungen, in denen sich die Patienten austauschen. Ein Ausschnitt der Forenübersicht ist in Bild 4.1 dargestellt, der Lesbarkeit zuliebe sind in der Mitte die Beschreibungstexte zusammengeschnitten. Dabei reichen die Teilnehmerzahlen der einzelnen Foren, wenn man allgemeine oder technische Foren der Plattform einmal nicht berücksichtigt, bis zu rund 130.000 Mitgliedern (zum Beispiel im Forum „mentale Gesundheit").

Was mir gut gefällt: aus der Foren-Gesamtliste können Foren ausgewählt und markiert beziehungsweise gespeichert werden, sodass die Übersicht und der spätere spezifische Zugriff für den Nutzer auf „seine Foren" einfacher und schneller möglich ist.

Alkaptonuria	A community for those with Alkaptonuria (AKU)	267 members	Join
ALS/MND	For all those living with Motor Neurone Disease including ALS, PLS and PMA	16,765 members	Join
Cancer	For all with any cancer conditions including multiple myeloma, lymphoma, breast and skin cancer	31,656 members	Join
Chronic Pain	For all those living with chronic pain	275,030 members	Join
Developmental and Chromosomal	For conversations related to developmental or chromosomal disorders	16,378 members	Join
Diabetes Type 1	For those living with Type 1 Diabetes	8,462 members	Join
Diabetes Type 2	For those living with Type 2 Diabetes	35,127 members	Join
Digestive and Intestinal	For those living with conditions that affect the digestive and intestinal systems	35,587 members	Join
DigitalMe	DigitalMe	526,961 members	Join
Endocrine, Metabolism and Nutrition	For those living with conditions affecting the endocrine and metabolic systms	72,645 members	Join
Epilepsy	For those living with epilepsy	12,467 members	Join
Eye, Ear, Nose and Throat	For all living with conditions that affect the eye, ear, nose and throat	15,857 members	Join
Fibromyalgia and ME/CFS	For anyone living with Fibromyalgia or ME/CFS, diagnosed or undiagnosed	112,400 members	Join
Heart, Blood, and Circulatory	For anyone living with Fibromyalgia or ME/CFS, diagnosed or undiagnosed	61,267 members	Join
HIV/AIDS	For all conversations related to life with HIV and AIDS	4,732 members	Join
Hunter Syndrome		35 members	Join
Immune, Inflammatory and	For all living with infection and conditions affecting the immune		

Bild 4.1: Foren bei PatientsLikeMe

In den verschiedenen Foren gibt es jeweils drei Möglichkeiten Einträge durchzusehen und zu lesen:

- Alle Themen in der Reihenfolge ab dem letzten Beitrag beziehungsweise Kommentar (also ganz oben das Thema im Forum, zu dem zuletzt ein neuer Beitrag oder Kommentar geschrieben wurde)
- „Most Helpful" führt Beiträge nach der Anzahl der Daumen-hoch-Bewertungen, die für die einzelnen Beiträge beziehungsweise Kommentare abgegeben wurden, auf
- Als Suche innerhalb des Forums nach einem vom Benutzer einzugebenden Begriff

Behandlung, Medikamente

Für Menschen, die regelmäßig Medikamente einnehmen müssen, sehr interessant und nach meiner Meinung noch mehr wert als die oben beschriebenen Foren, ist die Sammlung von Daten zu Medikamenten, Nebenwirkungen und weiteren Informationen zur Einnahme. Sie hilft Betroffenen, ihre eigenen Beobachtungen und Erfahrungen im Vergleich zu Leidensgenossen einzuschätzen und zu bewerten.

Als Grundlage hierfür werden die von den Nutzern der Plattform freiwillig eingegebenen und geteilten Daten verwendet. So kann jeder Patient auf der Plattform seine Krankheit eingeben, wie viele Medikamente er in welcher Dosierung wie oft nimmt, wie er sich fühlt, oder idealerweise, wenn bekannt, welche Nebenwirkungen er von welchen Medikamenten hat. Die Informationen können mit Zeitverlaufsinformationen versehen werden, also beispielsweise, dass Patient A das Medikament X vom Jahr 1 bis zum Jahr 4 genommen, dann aber wegen Nebenwirkungen zum Medikament Y gewechselt hat.

Ordnungskriterium dafür ist der Wirkstoff des eingenommenen Medikamentes. Je Wirkstoff gibt es bei PatientsLikeMe eine spezifische Seite, die mit einer kurzen Übersicht zum jeweiligen Wirkstoff und mit der Angabe der Medikamente, die ihn enthalten, beginnt. Dies wird zunächst mit Angaben der Nutzer zum „Grund der Einnahme dieses Medikamentes (Krankheit)" und der „wahrgenommenen Effektivität" ergänzt, beides ist exemplarisch in Bild 4.2 zu Tacrolimus zu sehen.

Dann werden weitere quantitative Angaben zu den folgenden Punkten verdichtet dargestellt:

- Nebenwirkungen (Art und Schwere)
- Eingenommene Dosis
- Gründe, warum das Medikament ggf. wieder abgesetzt wurde
- Dauer der Einnahme
- Dauer der Einnahme bis zur Absetzung
- Einhaltung der Einnahmeregeln
- Belastungen (im Original: „burden")
- Kosten pro Monat
- Bei Wechsel: statt welchem Medikament
- Bei Wechsel: ersetzt durch welches Medikament

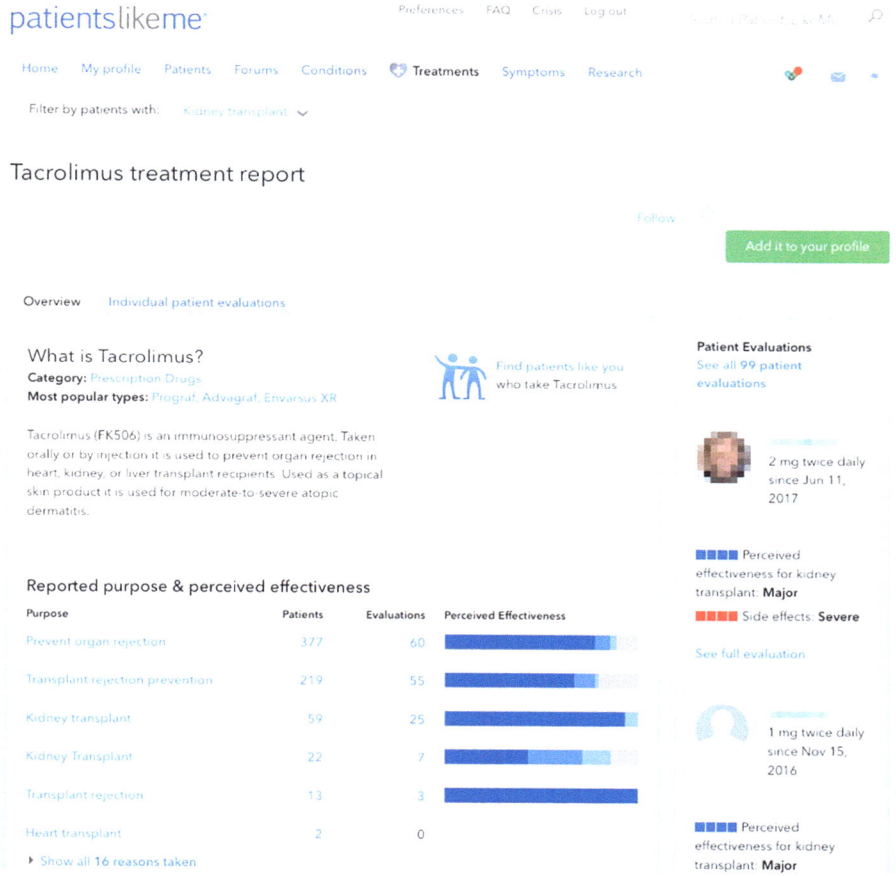

Bild 4.2: Wirkstoff-Übersicht und Medikamente

Wenn in einem (zum Beispiel: Forums-) Beitrag auf PatientsLikeMe der Name eines Medikamentes auftaucht, dann wird daraus automatisch (in blauer statt normaler schwarzer Schrift und mit der Darstellung einer Pillendose daneben) ein Link zum Wirkstoff ergänzt. So kann jeder Leser dieses Beitrags schnell auf die Detailseite des jeweiligen Wirkstoffs gelangen.

Dank der auf dieser Detailseite aufgeführten quantitativen Informationen fällt es Betroffenen so zum Beispiel leichter, einzuschätzen, ob man sich im normalen Bereich der Dosierung befindet oder eher unter- oder oberhalb und wie sich die eigenen Wahrnehmungen in Bezug auf Wirkung und Nebenwirkungen mit denen von anderen Patienten zur Einnahme decken.

Nutzen und Fazit

Aus meiner Sicht liegt mit solchen Patientenplattformen und insbesondere mit PatientsLikeMe eine sehr hilfreiche Informationsquelle für einen verantwortungsbewussten und engagierten Patienten für seine Gesundheit und somit beispielsweise auch für eine Diskussion mit dem behandelnden medizinischen Personal vor.

Weiterführende Informationen:
(Links auf www.meine-gesundheitshelfer.online/gig-links)
- www.meine-gesundheitshelfer.online
- Plattform "PatientsLikeMe"
- Buch „Was würde Google tun?" von Jeff Jarvis bei Amazon

V. Meine Musterlösung - was ich benutze und was nicht

Nachdem es nun einen Überblick über die wesentlichen smarten Gesundheitshelfer, die aktuellen Möglichkeiten, aber auch Grenzen und Risiken gab, möchte ich als Fazit meine spezifische Lösung vorstellen, das heißt erklären, warum ich aktuell welche Apps und smarten Geräte nutze und welche ich nicht nutze.

Dabei ist wichtig, dass sich jeder, der sich mit diesem Thema beschäftigt und von Apps und smarten Geräten unterstützen lassen möchte, ausgehend von seiner persönlichen Situation die verschiedenen Lösungen mit ihren Vor- und Nachteilen bewerten und danach die für sich passenden Gesundheitshelfer auswählen sollte.

Meine präferierte Lösung ist klar definiert und besteht aus folgenden Apps und Geräten:

1. Die Grundlage bildet die Nutzung einer App oder Software als **zentrales Gesundheitstagebuch**, in dem alle beziehungsweise möglichst viele Informationen zusammenfließen und übersichtlich dargestellt werden können. Es nützt wenig, wenn ich aus zwei, drei oder mehr Anwendungen, Apps oder Plattformen die Informationen für mich selber oder zum Beispiel für den Arztbesuch per Hand zusammentragen und ausdrucken muss. Dies muss einfach und mit quasi einem Knopfdruck möglich sein. Hier ist für mich heute **MyTherapy** die App der Wahl.

2. Unabhängig von der Nutzung als umfassendes Gesundheitstagebuch ist mit MyTherapy eine **App**, die mich bei der **Medikamenten-Einnahme und Dokumentation** derselben unterstützt, unerlässlich. Das gilt nicht nur wegen der bei mir persönlich hohen Anzahl an Medikamenten, die ich täglich einnehme, sondern insbesondere wegen des Gewöhnungseffektes und der durch die gewissenhafte Dokumentation entstandenen Sicherheit, jederzeit den Überblick zu haben, was ich bereits eingenommen habe und was nicht.

3. Ein **smartes Blutdruckmessgerät**, mit dem ich ohne zusätzlichen Aufwand im Hintergrund alle Messwerte automatisch, das heißt insbesondere auch ohne ständig daran zu denken, gespeichert und für spätere Auswertungen zur Verfügung gestellt bekomme, vervollständigt die wichtigsten drei smarten Gesundheitshelfer. Die Auswahl dieses Gerätes liegt natürlich auch in der spezifischen Bedeutung des Blutdrucks für meine Gesundheit.

Dieses Grundgerüst an Apps und smarten Geräten ist für mich unerlässlich und hat Priorität 1, damit ich meine Gesundheit im Griff habe. Allerdings ist Disziplin eine Grundvoraussetzung zum verantwortungsbewussten Umgang mit der eigenen

Gesundheit. Nur Daten, die erfasst werden, können später auch angesehen und ausgewertet werden. Dazu gehört auch, dass smarte Geräte, wie beispielsweise mein Blutdruckmessgerät, die ermittelten Daten zwar oft in die Cloud-Plattform des Anbieters oder in die Apple Health App speichern, aber nicht mit der App des Gesundheitstagebuch-Anbieters synchronisieren. So müssen dann einige Daten manuell nacherfasst werden. Das geht bei MyTherapy schnell und einfach, aber man muss sich dieser Aufgabe und des Aufwands dafür bewusst sein.

Folgende Erweiterungen nutze ich zusätzlich intensiv, sind für mich in meiner persönlichen Situation aktuell aber eher zweitrangig:

4. Die Verwendung einer **smarten Waage**, um den Verlauf des Gewichtes über einen längeren Zeitraum betrachten und Entwicklungen erkennen zu können. Ich nutze sie nahezu täglich und erfasse die Daten dann manuell in meinem Gesundheitstagebuch.

5. Auch das **Tracken der täglichen Aktivitäten** mit meinem Handy und der smarten Armbanduhr hat Priorität 2. War anfänglich noch quasi sportliches Interesse da, jeden Tag nachzuschauen, „wie viele Schritte bin ich gestern gegangen", schaue ich mittlerweile eher sporadisch auf meine Schrittanzahl und die Entwicklung. Hat man den Umfang dieser Aktivitäten für wenige Tage noch im Gefühl, so helfen die Aufzeichnungen durch die smarten Gesundheitshelfer natürlich im Nachhinein, es für einen längeren Zeitraum zu betrachten und auszuwerten.

Letzterer Punkt würde übrigens deutlich an Bedeutung gewinnen, wenn ich eine - wie im Kapitel <u>Training aufzeichnen</u> beschriebene – Lösung finden würde, die sich auf den Herzfrequenzbereich und andere – eher auf Gesundheit und Ausdauerfitness denn auf Leistung wie Geschwindigkeit und Zeit basierenden - Werte fokussieren würde.

Je nachdem, wo Sie Ihren Fokus setzen, welches die Werte und Daten sind, die für Ihre Gesundheit oder Krankheit wichtig sind, können andere Aspekte und damit andere Apps oder smarte Geräte wichtiger als die in meiner Musterlösung aufgezählten smarten Gesundheitshelfer sein.

Für chronisch kranke Menschen kommt ganz wesentlich als Informationsquelle die Nutzung einer **Patientenplattform** hinzu. Das ist für mich aufgrund der umfangreichen zur Verfügung stehenden Daten, **PatientsLikeMe**. Auch wenn man sich unterschiedliche Behandlungsansätze zwischen den USA und Europa beziehungsweise Deutschland vergegenwärtigen muss und die Plattform in Englisch ist, eine ähnlich gute Informationsquelle habe ich bislang nicht gefunden.

Hilfreich sind zwar auch die zahlreichen Facebook-Gruppen, in denen ich zu diversen Gesundheitsthemen unterwegs bin und mich – übrigens auch zu Themen wie Medikamentendosierung – austausche. Aber bei mehreren Dutzend oder wenigen hundert Nutzern hat das im Vergleich zu PatientsLikeMe einen eher subjektiven Charakter, der von den zufällig involvierten Personen abhängt.

Alle anderen smarten Gesundheitshelfer, wie zum Beispiel Zahnbürste oder Fieberthermometer, haben bislang für mich aus verschiedenen Gründen eher Versuchscharakter und wecken technisches Interesse. Einen großen Mehrwert dieser Geräte sehe ich persönlich in der aktuellen Form nicht.

Weiterführende Informationen:
(Links auf www.meine-gesundheitshelfer.online/gig-links)
- www.meine-gesundheitshelfer.online
- App „MyTherapy" in Apple's iTunes Store
- App "MyTherapy" im Google Play Store
- Eine Übersicht über smarte Blutdruckmessgeräte zur Messung am Handgelenk finden Sie unter Blutdruckmessgeräte für das Handgelenk
- Eine Übersicht über smarte Blutdruckmessgeräte zur Messung am Oberarm finden Sie unter Blutdruckmessgeräte für den Oberarm
- Eine Übersicht über smarte Waagen finden Sie unter Meine-Gesundheitshelfer.Online/Smarte Waagen

„Wer keine Zeit für seine Gesundheit hat, wird später viel Zeit für seine Krankheiten brauchen"

(Sebastian Kneipp, 1821 - 1897, deutscher Naturheilkunde und katholischer Theologe)

VI. Über den Autor

VI.1 Meine persönliche Geschichte

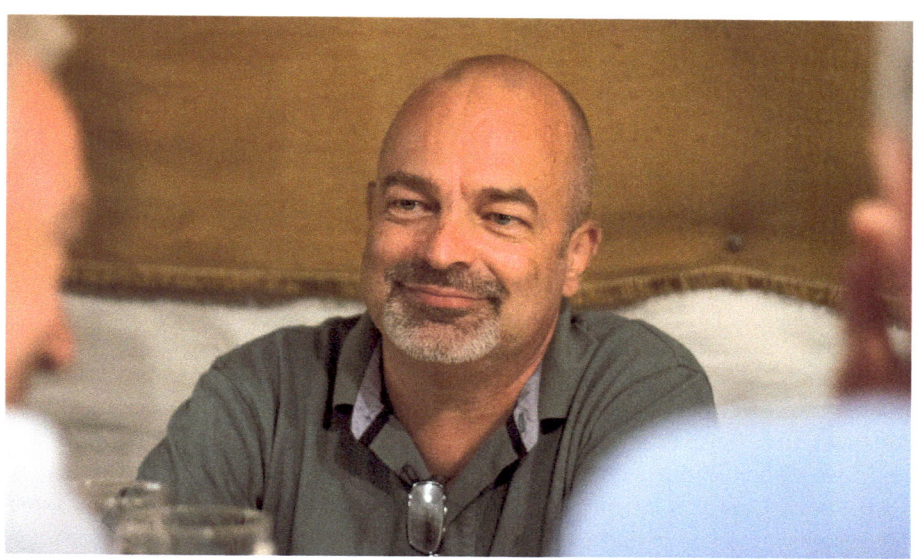

1967 in Hannover geboren, lebe ich seit 1994 - mit Ausnahme einer kurzen Unterbrechung in Frankfurt - in München und arbeite in der deutschen Software-Industrie. Für knapp eine Handvoll Unternehmen war ich bislang tätig und bin im Projektgeschäft beruflich immer viel unterwegs gewesen. Das waren in der Regel Reisen über mehrere Tage an einen anderen Ort in Deutschland, in den letzten Jahren aber auch viele internationale Reisen, zum Beispiel nach China, in die Vereinigten Arabischen Emirate oder die USA.

1997 wurde bei mir eine beginnende Niereninsuffizienz diagnostiziert. Die Perspektive war schnell klar. Es waren für eine Genesung oder Rückbildung bereits so viele Nierenzellen verstorben, dass ich zu einem nicht bekannten Zeitpunkt in der Zukunft würde Dialyse machen müssen. Ich konnte diesen Zeitpunkt durch strenge Diät, zum Beispiel eine Reduktion der Kalium-Aufnahme mit dem Essen, lediglich hinauszögern.

Schon damals wäre eine genaue Buchführung von dem im zu mir genommenen Essen enthaltenen Kalium sinnvoll gewesen. Aber ich war beruflich viel unterwegs, nahm Mahlzeiten in Kantinen und Restaurants zu mir. Alles Sachen, die eine konsequente Diät, bei der ich - wie es als ideale Lösung empfohlen wird - meine Mahlzeiten selber kochen, die Zutaten wiegen und entsprechend den zur Verfügung stehenden Listen dann die konkrete Kaliummenge errechnen sollte, erschwerten beziehungsweise unmöglich machten.

Im Sommer 2000 war dann der befürchtete Moment gekommen, ich wurde dialysepflichtig. Zum damaligen Zeitpunkt wohnte ich in München und arbeitete in einem Projekt in Frankfurt. Trotzdem habe ich gelebt und gearbeitet, als ob ich nicht gehandicapt wäre. Die Dialyse wurde halt an meinen Arbeitsalltag angepasst - Montags habe ich in München gearbeitet und abends dialysiert, von Dienstag bis Donnerstag Abend oder Freitag Mittag habe ich in Frankfurt gearbeitet und hatte dort am Mittwoch Abend Dialyse. Und dann ging es wieder nach München zurück und ich habe am Freitag Abend die dritte wöchentliche Dialyse dann wieder in München gemacht.

Auch in dieser Zeit waren regelmäßige Einschränkungen und damit Aufzeichnungen und Buchführungen notwendig. So müssen dialysepflichtige Patienten zum Beispiel stark bei der Flüssigkeitsaufnahme aufpassen, damit die einzelnen Behandlungen mit dem Wasserentzug nicht zu anstrengend für den Körper sind. Daraus folgt eine Einschränkung auf idealerweise zwei bis drei Liter Flüssigkeitsaufnahme zwischen zwei Dialysebehandlungen, die durch die stetig notwendige Beobachtung des Gewichtes – die Gewichtszunahme in Kilogramm entspricht vereinfacht der Einlagerung des Wassers, das durch die Dialyse dem Körper wieder entzogen werden muss, in Litern – eingehalten werden musste.

Nach knapp viereinhalb Jahren wurde ich dann im Oktober 2004 transplantiert und konnte so wieder ungeplanter und spontaner leben. Nicht nur waren wieder (vor allem Urlaubs-) Reisen möglich, sondern auch spontane Änderungen, wann ich wo den Tag oder Abend verbrachte.

Dafür brachte die Transplantation andere Rahmenbedingungen mit sich, zum Beispiel eine regelmäßige Tabletteneinnahme. So sind zwingend alle 12 Stunden Immunsuppressiva, die die Abstoßung der transplantierten Niere durch den eigenen Körper verhindern, und zahlreiche andere Medikamente einzunehmen. Über den Tag verteilt nehme ich oft bis zu 20 Tabletten – manche morgens und abends in unterschiedlicher Dosierung, manche nur abends, einige nur einmal die Woche (immer an demselben Wochentag), andere zweimal die Woche an verschiedenen Tagen – ein. Das kann ganz schön komplex sein und Konzentration erfordern.

Aber es ist natürlich nichts gegen eine Dialysebehandlung und so ist seit der Transplantation die Angst "habe ich alle Tabletten zum richtigen Zeitpunkt und in der richtigen Dosierung genommen?" immer im Hinterkopf.

Schwierig wird es, wenn die Medikamentenmischung geändert wird und dann – bis alle Medikamente aufeinander abgestimmt und die Auswirkungen auf den Körper wieder richtig stabilisiert sind – jede Woche kleine Anpassungen erfolgen, „diese Woche 10 mg von Medikament A und 100 mg von Medikament B", nach drei Tagen dann „der Wirkstoffspiegel im Blut ist zu hoch, also ab jetzt 7,5 mg von Medikament A, aber dafür 125 mg von Medikament B und zusätzlich noch 5 mg von Medikament C."

Wenn man dann viel beruflich unterwegs ist, kommen noch andere erschwerende Faktoren dazu. Zunächst einmal muss man mindestens die richtige Menge an Tabletten für die Abwesenheit einpacken. Da gilt es dann bei nur ein paarmal wöchentlich zu nehmenden Medikamenten zu überlegen, ob und wie oft die Einnahmezeitpunkte in den Reisezeitraum fallen. Oft müssen die Medikamente luftdicht bis zur Einnahme im Blister verpackt sein. Aber bei zu vielen Verpackungen auf zu engem Raum kommt schon mal ein Riss in die eine oder andere Verpackung und die Tablette kann nicht mehr ohne Risiko eingenommen werden. Sind also auch genügend Ersatztabletten für diese Fälle eingepackt?

Regelmäßig bin ich mit dem Auto für ein paar Tage in Deutschland unterwegs. Dann muss ich im Sommer gerade bei Hitzewellen aufpassen, wenn ich meinen Wagen mangels Schatten in der Sonne parke, denn dann dürfen die Medikamente nicht im Auto vergessen werden. Ich habe es schon erlebt, dass ich abends spät aus dem Büro kam und erschreckt feststelle, dass ich die Tabletten im Auto in der Sonne vergessen hatte oder der Wagen im Tagesverlauf durch den Lauf der Sonne aus dem Schatten in die Hitze kam.

So waren das eine oder andere Mal Tabletten abends durch die hohe Temperatur so weich geworden, daß mir klar war, dass eine Einnahme ohne Wirkung wäre. In solchen Fällen musste ich mich ins Auto setzen, ins nächstgelegene - passend ausgerüstete - Krankenhaus fahren und Ersatztabletten besorgen. Dazu gehört natürlich auch ein bestmöglicher Nachweis, wer man ist, warum man welche Medikamente braucht und idealerweise welcher Arzt sie verschrieben hat.

Oder wenn ich international unterwegs bin. Als erstes einmal muss man die Tabletten ins Handgepäck nehmen, damit man bei einem Kofferverlust oder auch nur einer Verspätung des Gepäcks nicht auf sie verzichten muss. Verschiedene

Zeitzonen erhöhen die Komplexität weiter, wie oft habe ich mitten in der Nacht in China oder den USA den Wecker gestellt, kurz meine Tabletten genommen und versucht, dann schnellstmöglich wieder einzuschlafen.

Für alle diese kleinen Herausforderungen und Probleme, für alle relevanten Informationen wie meinen Blutdruck, meinen Puls und mein Gewicht, suche ich ständig nach neuen Hilfsmitteln, den smarten Gesundheitshelfern. Ich probiere aus, was am Markt erhältlich ist, ich prüfe auf Verlässlichkeit und einfache Benutzbarkeit.

VI.2. Meine Motivation zur Nutzung von smarten Gesundheitshelfer

Als Technik-interessierter Mensch und ausgebildeter Informatiker ist es nur natürlich, dass ich nach technischen Hilfsmitteln und Unterstützung suche und diese regelmäßig ausprobiere und teste.

Ein weiterer Aspekt hat meine Motivation zur Auseinandersetzung mit smarten Gesundheitshelfern, den Aufbau der Webseite www.meine-gesundheitshelfer.online und dieses Buch verstärkt. Sollten Sie im Internet einmal nach neuen Lösungen und Start-ups im medizinischen Bereich gesucht haben, dann haben Sie es sicher auch bemerkt: in diesem Feld tummeln sich in jüngerer Zeit unzählige Start-ups und es werden Unternehmen in allen Ecken der Bundesrepublik zum Thema Gesundheit gegründet. Es herrscht eine wahre Goldgräber-Stimmumg und es scheint kein Thema zu geben, an dem nicht mindestens fünf Start-ups gleichzeitig arbeiten.

Das führt aus meiner Sicht zu einem Paradoxon und Problem. Denn die Devise auch in diesem, wie in nahezu jedem anderen Startup-Bereich, scheint es zu sein, dass Schnelligkeit und Neuentdeckung wichtiger sind als viele andere Faktoren. So scheint es für viele Beteiligte am Wichtigsten zu sein, als erster im Wettbewerb die nächste Funktionalität, das nächste Killerfeature zu entwickeln und anbieten zu können.

Dabei geht nur allzu oft verloren, dass mit der grundlegenden Funktionalität des heute schon Entwickelten vielen Menschen geholfen werden kann. Es wird nach meiner Wahrnehmung zu wenig Zeit darauf verwendet, den Menschen, die einen Mehrwert davon haben, zu erklären, wie sie die aktuellen Versionen der smarten Gesundheitshelfer einrichten und jetzt schon nutzen können.

Gerade die unter uns, die am meisten profitieren könnten, chronisch kranke und ältere Menschen, werden dabei nicht mitgenommen. Auch junge, gesunde Menschen, die sich leicht tun mit neuen Technologien, mit der Einrichtung von Geräten und Verbindung mit dem Handy über WLAN oder Bluetooth, sind wichtige Nutzer, die Lösungen und Technologien zum Durchbruch verhelfen können. Am meisten profitiert aber eine Gruppe von Menschen, denen sich diese Geräte nicht so leicht erschließen und die eine Hürde vor der Einrichtung und der Nutzung verspüren.

So entstand die Idee zu meiner Webseite www.meine-Gesundheitshelfer.online und auch zu diesem Buch. Das Ziel ist, Menschen, die sich um ihre Gesundheit kümmern wollen oder kümmern müssen, ob gesund oder krank, zu helfen. Die Webseite soll Informationen geben, welche Hilfsmittel und Möglichkeiten es gibt, was gerade neu erschienen oder vielleicht auch schon länger erhältlich und bloß weniger bekannt ist.

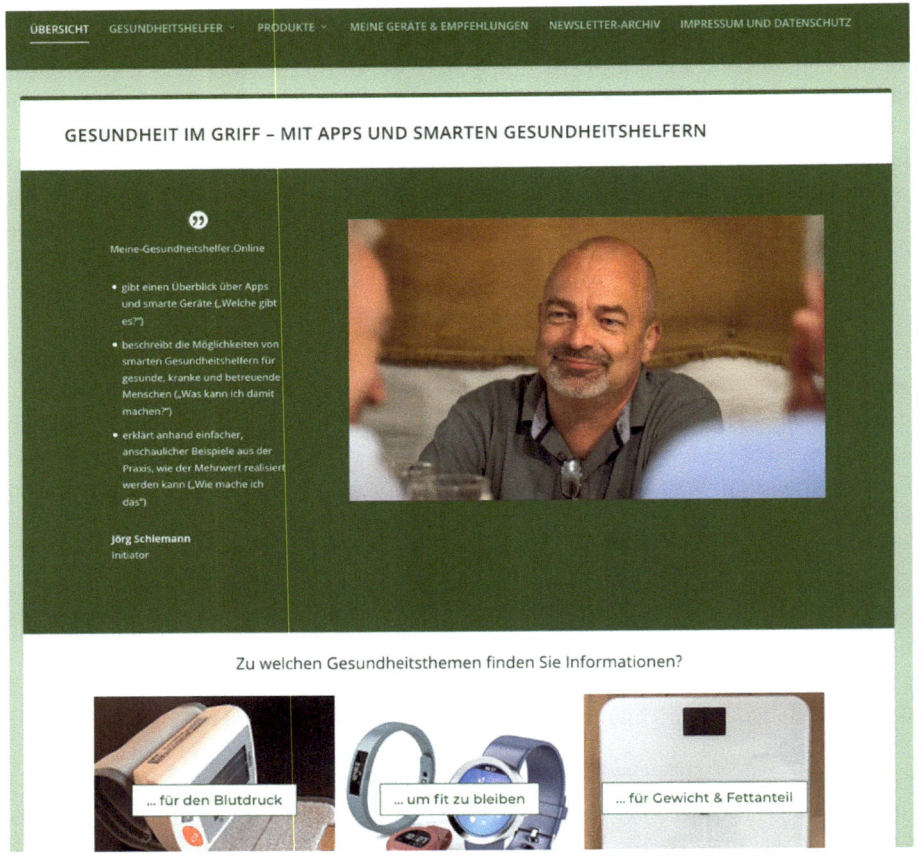

Weiterführende Webseite www.meine-gesundheitshelfer.online

Auf der Webseite greife ich auch regelmäßig neue Tests von smarten Gesundheitshelfern auf und erkläre die Ergebnisse, beispielsweise welche Geräte etwas taugen, wo - insbesondere beispielsweise bei Genauigkeit und Zuverlässigkeit - aufzupassen oder was gar zu vermeiden ist.

Ich berichte auch, welche - aus Unwissen oder mangels eigener Erfahrung - vielleicht komplex erscheinenden Hilfsmittel gar nicht so schwierig zu nutzen sind. Dazu gibt es auf der Webseite www.meine-Gesundheitshelfer.online immer wieder kleine Artikel und Videos, die die Verwendung erklären und eine Nutzung durch den Leser oder Zuschauer zum Wohl seiner eigenen Gesundheit motivieren sollen.

Dieses eBook hat dasselbe Ziel - einen Überblick zu geben, welche smarten Gesundheitshelfer es gibt, warum und wie man sie verwenden kann und einen ersten Einblick in die Nutzung zu geben. Aber es passiert viel in diesem Kontext und ein Buch oder eBook kann trotz regelmäßiger Aktualisierungen nicht immer alle Entwicklungen beinhalten.

Auf dem Laufenden zu Entwicklungen von smarten Gesundheitshelfern können Sie deshalb in Zukunft auch über die folgenden Kanäle bleiben (Links unter www.meine-gesundheitshelfer.online/gig-links):

- einen (aktuell monatlich versendeten) Newsletter
- die Webseite www.meine-gesundheitshelfer.online
- die Facebook-Seite von MeineGesundheitshelfer

Über Ihre Fragen, Ihre Meinung, Ihre Erfahrungen und Feedback freue ich mich. Sie können auf den folgenden verschiedenen Wegen mit mir Kontakt aufnehmen (links unter www.meine-gesundheitshelfer.online/gig-links):

- in der geschlossenen Facebook-Gruppe MeineGesundheitshelfer (Beitritt einfach beantragen)
- per E-Mail direkt an schiemann@meine-gesundheitshelfer.online

Nutzen Sie die Impulse dieses Buchs, fangen Sie an, den Mehrwert für sich zu prüfen und die Möglichkeiten der Apps und smarten Geräte für Ihre Gesundheit umzusetzen. Ich wünsche Ihnen viel Erfolg dabei und dass Sie sich immer bester Gesundheit erfreuen!

Literaturverzeichnis

[1] "Gesundheit 2.0: Das ePatienten-Handbuch", Andréa Belliger, David J. Krieger (Herausgeber)

[2] Albrecht, U.-V.: Kapitel Zusammenfassung. In: Albrecht, U.-V. (Hrsg.), Chancen und Risiken von Gesundheits-Apps (CHARISMHA). Medizinische Hochschule Hannover, 016, S.14-47. Run:nbn:de:gbv:084-16040811173.
http://www.digibib.tu-bs.de/?docid=60004

[3] Weißmann, Dr. Alexandra / Deutsch, Dr. Eva, in: „Kognitives Assistenzsystem unterstützt Ärzte und die Transformation des Gesundheitswesens", IBM THINK Blog, DACH, https://www.ibm.com/de-de/blogs/think/2016/06/10/ibm-watson-gesundheitswesen/

[4] Institut für Demoskopie Allensbach, "Fast jeder zweite Deutsche würde gerne abnehmen", Allensbacher Kurzbericht vom 10. April 2014

[5] Withings statt Nokia Die dargestellten Bilder stammen von der von mir verwendeten Withings WS-50 Waage. Withings wurde Anfang 2017 von Nokia übernommen, sodass aktuelle Geräte - in der Regel noch baugleich - mittlerweile unter dem Markennamen Nokia vertrieben werden.